伤寒论使用手册

王辉武　主编

李群堂
阳正国　协编

郭子光　审阅

U0308424

中国中医药出版社
·北京·

图书在版编目（CIP）数据

伤寒论使用手册/王辉武主编．—北京：中国中医药出版社，2013．3（2014．7重印）

ISBN 978－7－5132－1294－6

Ⅰ．①伤…　Ⅱ．①王…　Ⅲ．①《伤寒论》—研究　Ⅳ．①R222．29

中国版本图书馆 CIP 数据核字（2012）第 313592 号

中国中医药出版社出版
北京市朝阳区北三环东路 28 号易亨大厦 16 层
邮政编码　100013
传真　010 64405750
北京泰锐印刷有限公司印刷
各地新华书店经销

*

开本 880×1230　1/32　印张 12．125　字数 277 千字
2013 年 3 月第 1 版　2014 年 7 月第 2 次印刷
书　号　ISBN 978－7－5132－1294－6

*

定价　29．00 元
网址　www．cptcm．com

社长热线　010 64405720
购书热线　010 64065415　010 64065413
书店网址　csln．net/qksd/
官方微博　http：//e．weibo．com/cptcm

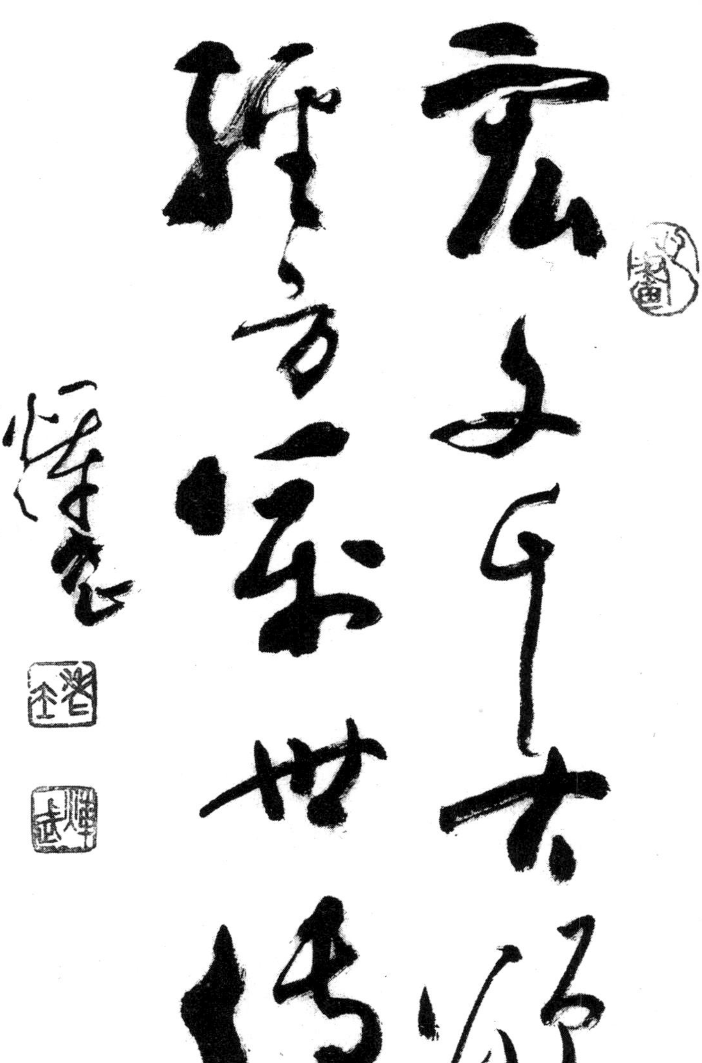

宏文千古颂，经方万世传。

——王辉武教授手书

内容提要

本书是学习、研究和临床应用《伤寒论》的工具书。

书中首列宋本《伤寒论》原文，次集历代名家研究《伤寒论》之长，将原文归纳为类病证、类症状、类脉象、类八纲、类治法、类方剂、类药物等，使之条理系统化，以方便学习记诵，比较应用。

本书查阅方便，切合实用，可供临床医师、中医院校师生、科研人员和中医爱好者参阅。

前　言

《伤寒论》是学习中医学必读的经典著作。但因其文字简练，义理精深，原文详此略彼，前后参差，再加上后世数百家仁智各见的注本，给学习和应用带来诸多不便。有鉴于此，30 年前编者以宋本《伤寒论》白文为依据，进行分类归纳，分别注以病机、释义和条文号，并经郭子光教授（首届国医大师）逐字逐句审阅，编成《伤寒论手册》出版发行，受到读者的广泛赞许。

本次再版重印，将原书前言、序及伤寒论历代书目、难字（词）音义和阿拉伯数字条文号等删去，由李群堂主任中医师（第四批全国老中医药专家学术经验继承人）、阳正国主任中医师（国家中医药管理局王辉武全国名老中医药专家传承工作室负责人）两位同志对部分内容的编排作了调整、修订，并更名为《伤寒论使用手册》，以满足当前在全国开展的“读经典”活动的读者需求。

这次修订，对原书进行了重排新校，订正文中体例、格式、标号、文字等疏误。

书中难免错漏不当之处，恳请读者提出宝贵意见，以便再版重印时纠正。

编者

2013 年 1 月

凡 例

本书《伤寒论》原文，以新辑宋本《伤寒论》(重庆市中医学会编注，1956 年重庆人民出版社出版)为蓝本，只取六经部分三九八条，并在句首用中文数字依次标明序号，辨脉法、平脉法、伤寒例及诸可与诸不可等从略。部分条文后之中文数字，为宋本所编之该篇“方”与“法”的序号，自有规律，一仍其旧，不作删改校注。

类病证以下各章中，符号“◇”之后的楷体字部分，表示该条的病机或注释。

本书类病证、类症状、类脉象、类治法、类方剂、类药物各章，以突出病机为主。凡主要病机相同者，按表、里、寒、热、虚、实等归类；病机复杂者，则从其要，如四逆汤证的厥逆，其病机为里虚寒，今分归虚证，而不分在里证或寒证，余准此。

文中许多脉症，如果单提一脉、一症，很难辨明其病机性质，故本书所类脉症，均把相关脉症一并录出。

本书类方剂，系以徐灵胎《伤寒论类方》为依据并分类，因首章仲景原文中已详列该方的药物组成、剂量和煎服法等，故类方剂中只列与该方有关的条文，以免重复。

原书度量衡均系汉制，未作变更。但在类药物后附有“古今剂量折算表”，读者可根据实际情况，灵活掌握。

类证的方法，前人虽然做了许多工作，但因为分类、归纳的方法不同，可能有一些出入。例如，“发热”是一个症状，但“热”又是八纲之一，故本书将“发热”类入症状中，未列进八纲。

《伤寒论》义理深邃，在文字之外，尚具深意，所谓“于无字处求之”者，本书仅据原文分类，概不自作主张，免失原意。读者欲引申探讨可自行发挥。

本书编辑目的，在于提供阅读学习和查证检索之用，故对各家注释或发挥，均一概从略，有关内容，可参考各家著作。

伤寒卒病论原序

论曰：余每览越人入虢之诊，望齐侯之色，未尝不慨然叹其才秀也。怪当今居世之士，曾不留神医药，精究方术，上以疗君亲之疾，下以救贫贱之厄，中以保身长全，以养其生。但竞逐荣势，企踵权豪，孜孜汲汲，惟名利是务，崇饰其末，忽弃其本，华其外而悴其内。皮之不存，毛将安附焉？卒然遭邪风之气，婴非常之疾，患及祸至，而方振栗；降志屈节，钦望巫祝，告穷归天，束手受败。赍百年之寿命，持至贵之重器，委付凡医，恣其所措。咄嗟呜呼！厥身已毙，神明消灭，变为异物，幽潜重泉，徒为啼泣。痛夫！举世昏迷，莫能觉悟，不惜其命，若是轻生，彼何荣势之云哉？而进不能爱人知人，退不能爱身知己，遇灾值祸，身居厄地，蒙蒙昧昧，蠢若游魂。哀乎！趋世之士，驰竞浮华，不固根本，忘躯徇物，危若冰谷，至于是也！

余宗族素多，向余二百。建安纪年以来，犹未十稔，其死亡者，三分有二，伤寒十居其七。感往昔之沦丧，伤横夭之莫救，乃勤求古训，博采众方，撰用《素问》《九卷》《八十一难》《阴阳大论》《胎胪药录》，并平脉辨证，为《伤寒杂病论》合十六卷，虽未能尽愈诸病，庶可以见病知源，若能寻余所集，思过半矣。

夫天布五行，以运万类，人禀五常，以有五脏，经络府俞，阴阳会通，玄冥幽微，变化难极，自非才高识妙，岂能探其理致哉？上古有神农、黄帝、岐伯、伯高、雷公、少俞、少师、仲文，中世有长桑、扁鹊，汉有公乘阳庆及仓公，下此以往，未之闻也。观今之医，不念思求经旨，以演其所知，各承家技，始终顺旧。省疾问病，务在口给，相对斯须，便处汤药，按寸不及尺，握手不及足，人迎、趺阳，三部不参，动数发息，不满五十，短期未知决诊，九候曾无仿佛，明堂阙庭，尽不见察，所谓窥管而已。夫欲视死别生，实为难矣！

孔子云：生而知之者上，学则亚之，多闻博识，知之次也。余宿尚方术，请事斯语。

总目录

目录

一、原文

辨太阳病脉证并治上

一、太阳之为病，脉浮，头项强痛而恶寒。

二、太阳病，发热，汗出，恶风，脉缓者，名为中风。

三、太阳病，或已发热，或未发热，必恶寒，体痛，呕逆，脉阴阳俱紧者，名为伤寒。

四、伤寒一日，太阳受之，脉若静者，为不传，颇欲吐，若躁烦，脉数急者，为传也。

五、伤寒二三日，阳明少阳证不见者，为不传也。

六、太阳病，发热而渴，不恶寒者，为温病。若发汗已，身灼热者，名风温。风温为病，脉阴阳俱浮，自汗出，身重，多眠睡，鼻息必鼾，语言难出。若被下者，小便不利，直视失溲；若被火者，微发黄色，剧则如惊痫，时瘛疭，若火熏之：一逆尚引日，再逆促命期。

七、病有发热恶寒者，发于阳也；无热恶寒者，发于阴也。发于阳，七日愈；发于阴，六日愈，以阳数七，阴数六故也。

八、太阳病，头痛至七日以上自愈者，以行其经尽故也；若欲作再经者，针足阳明，使经不传则愈。

九、太阳病，欲解时，从巳至未上。

十、风家表解而不了了者，十二日愈。

一一、病人身大热，反欲得衣者，热在皮肤，寒在骨髓也。身大寒反不欲近衣者，寒在皮肤，热在骨髓也。

一二、太阳中风，阳浮而阴弱，阳浮者热自发，阴弱者汗自出，啬啬恶寒，淅淅恶风，翕翕发热，鼻鸣干呕者，桂枝汤主之。方一。

桂枝三两（去皮） 芍药三两 甘草二两（炙） 生姜三两（切） 大枣十二枚（擘）

上五味，㕮咀三味，以水七升，微火煮取三升，去滓，适寒温，服一升。服已须臾，啜热稀粥一升余，以助药力。温覆令一时许，遍身漐漐微似有汗者益佳，不可令如水流漓，病必不除。若一服汗出病差，停后服，不必尽剂。若不汗，更服依前法。又不汗，后服小促其间，半日许令三服尽。若病重者，一日一夜服，周时观之。服一剂尽，病证犹在者，更作服。若不汗出，乃服至二三剂。禁生冷、黏滑、肉面、五辛、酒酪、臭恶等物。

一三、太阳病，头痛，发热，汗出，恶风，桂枝汤主之。方二。

一四、太阳病，项背强几几，反汗出恶风者，桂枝加葛根汤主之。方三。

葛根四两 麻黄三两（去节） 桂枝二两（去皮） 芍药二两 生姜三两（切） 甘草二两（炙） 大枣十二枚（擘）

上七味，以水一斗，先煮麻黄、葛根，减二升，去上沫，内诸药，煮取三升，去滓，温服一升，覆取微似汗，不须啜粥，余如桂枝法将息及禁忌。

一五、太阳病，下之后，其气上冲者，可与桂枝汤，方用前法；若不上冲者，不得与之。四。

一六、太阳病三日，已发汗，若吐，若下，若温针，仍不解者，此为坏病，桂枝不中与之也。观其脉证，知犯何逆，随证治之。桂枝本为解肌，若其人脉浮紧，发热汗不出者，不可与之也。常须识此，勿令误也。五。

一七、若酒客病，不可与桂枝汤，得之则呕，以酒客不喜甘故也。

一八、喘家，作桂枝汤，加厚朴、杏子佳。六。

一九、凡服桂枝汤吐者，其后必吐脓血也。

二〇、太阳病，发汗，遂漏不止，其人恶风，小便难，四肢微急，难以屈伸者，桂枝加附子汤主之。方七。

桂枝三两（去皮） 芍药三两 甘草三两（炙） 生姜三两（切） 大枣十二枚（擘） 附子一枚（炮，去皮，破八片）

上六味，以水七升，煮取三升，去滓，温服一升。本云：桂枝汤，今加附子。将息如前法。

二一、太阳病，下之后，脉促，胸满者，桂枝去芍药汤主之。方八。

桂枝三两（去皮） 甘草二两（炙） 生姜三两（切） 大枣十二枚（擘）

上四味，以水七升，煮取三升，去滓，温服一升。本云：桂枝汤，今去芍药。将息如前法。

二二、若微寒者，桂枝去芍药加附子汤主之。方九。

桂枝三两（去皮） 甘草二两（炙） 生姜三两（切） 大枣十二枚（擘） 附子一枚（炮，去皮，破八片）

上五味，以水七升，煮取三升，去滓，温服一升。本云：桂枝汤，今去芍药加附子。将息如前法。

二三、太阳病，得之八九日，如疟状，发热恶寒，热多寒少，其人不呕，清便欲自可，一日二三度发。脉微缓者，为欲愈也；脉微而恶寒者，此阴阳俱虚，不可更发汗、更下、更吐也；面色反有热色者，未欲解也，以其不能得小汗出，身必痒，宜桂枝麻黄各半汤。方十。

桂枝一两十六铢（去皮） 芍药 生姜（切） 甘草（炙） 麻黄（去节）各一两 大枣四枚（擘） 杏仁二十四枚（汤浸，去皮尖及两仁者）

上七味，以水五升，先煮麻黄一二沸，去上沫，内诸药，煮取一升八合，去滓，温服六合。本云：桂枝汤三合，麻黄汤三合，并为六合，顿服。将息如上法。

二四、太阳病，初服桂枝汤，反烦不解者，先刺风池、风府，却与桂枝汤则愈。十一

二五、服桂枝汤，大汗出，脉洪大者，与桂枝汤，如前法；若形似疟，一日再发者，汗出必解，宜桂枝二麻黄一汤。方十二。

桂枝一两十七铢（去皮） 芍药一两六铢 麻黄十六铢（去节） 生姜一两六铢（切） 杏仁十六个（去皮尖） 甘草一两二铢（炙） 大枣五枚（擘）

上七味，以水五升，先煮麻黄一二沸，去上沫，内诸药，煮取二升，去滓，温服一升，日再服。本云：桂枝汤二分，麻黄汤一分，合为二升，分再服，今合为一方。将息如前法。

二六、服桂枝汤，大汗出后，大烦渴不解，脉洪大者，白虎加人参汤主之。方十三。

知母六两 石膏一斤（碎，绵裹） 甘草（炙）二两 粳米六合 人参三两

上五味，以水一斗，煮米熟，汤成去滓，温服一升，日三服。

二七、太阳病，发热恶寒，热多寒少，脉微弱者，此无阳也，不可发汗，宜桂枝二越婢一汤。方十四。

桂枝（去皮） 芍药 麻黄 甘草（炙）各十八铢 大枣四枚（擘） 生姜一两二铢（切） 石膏二十四铢（碎，绵裹）

上七味，以水五升，煮麻黄一二沸，去上沫，内诸药，煮取二升，去滓，温服一升。本云：当裁为越婢汤、桂枝汤合之，饮一升。今合为一方，桂枝汤二分，越婢汤一分。

二八、服桂枝汤，或下之，仍头项强痛，翕翕发热，无汗，心下满微痛，小便不利者，桂枝去桂加茯苓白术汤主之。方十五。

芍药三两 甘草二两（炙） 生姜（切） 白术 茯苓各三两 大枣十二枚（擘）

上六味，以水八升，煮取三升，去滓，温服一升。小便利则愈。本云：桂枝汤，今去桂枝加茯苓、白术。

二九、伤寒，脉浮，自汗出，小便数，心烦，微恶寒，脚挛急。反与桂枝欲攻其表，此误也。得之便厥，咽中干，烦躁吐逆者，作甘草干姜汤与之，以复其阳；若厥愈足温者，更作芍药甘草汤与之，其脚即伸；若胃气不和，谵语者，少与调胃承气汤；若重发汗，复加烧针者，四逆汤主之。方十六。

甘草干姜汤方

甘草四两（炙） 干姜二两

上二味，以水三升，煮取一升五合，去滓，分温再服。

芍药甘草汤方

白芍药 甘草（炙）各四两

上二味，以水三升，煮取一升五合，去滓，分温再服。

调胃承气汤方

大黄四两（去皮，清酒洗） 甘草二两（炙） 芒硝半升上三味，以水三升，煮取一升，去滓，内芒硝，更上火微煮令沸，少少温服之。

四逆汤方

甘草二两（炙） 干姜一两半 附子一枚（生用，去皮，破八片）

上三味，以水三升，煮取一升二合，去滓，分温再服。强人可大附子一枚，干姜三两。

三〇、问曰：证象阳旦，按法治之而增剧，厥逆，咽中干，两胫拘急而谵语。师曰：言夜半手足当温，两脚当伸。后如师言。何以知此？答曰：寸口脉浮而大，浮为风，大为虚，风则生微热，虚则两胫挛，病形象桂枝，因加附子参其间，增桂令汗出，附子温经，亡阳故也。厥逆，咽中干，烦躁，阳明内结，谵语烦乱，更饮甘草干姜汤。夜半阳气还，两足当热，胫尚微拘急，重与芍药甘草汤，尔乃胫伸。以承气汤微溏，则止其谵语，故知病可愈。

辨太阳病脉证并治中

三一、太阳病，项背强几几，无汗，恶风，葛根汤主之。方一。

葛根四两 麻黄三两（去节） 桂枝二两（去皮） 生姜三两（切） 甘草二两（炙） 芍药二两 大枣十二枚（擘）

上七味，以水一斗，先煮麻黄、葛根减六升，去白沫，内诸药，煮取三升，去滓，温服一升。覆取微似汗。余如桂枝法将息及禁忌。诸汤皆仿此。

三二、太阳与阳明合病者，必自下利，葛根汤主之。方二。

三三、太阳与阳明合病，不下利，但呕者，葛根加半夏汤主之。方三。

葛根四两　麻黄三两（去节）　甘草二两（炙）　芍药二两　桂枝二两（去皮）　生姜二两（切）　半夏半升（洗）　大枣十二枚（擘）

上八味，以水一斗，先煮葛根、麻黄，减二升，去白沫，内诸药，煮取三升，去滓，温服一升。覆取微似汗。

三四、太阳病，桂枝证，医反下之，利遂不止，脉促者，表未解也；喘而汗出者，葛根黄芩黄连汤主之。方四。

葛根半斤　甘草二两（炙）　黄芩三两　黄连三两

上四味，以水八升，先煮葛根减二升，内诸药，煮取二升，去滓，分温再服。

三五、太阳病，头痛发热，身疼腰痛，骨节疼痛，恶风，无汗而喘者，麻黄汤主之。方五。

麻黄三两（去节）　桂枝二两（去皮）　甘草一两（炙）　杏仁七十个（去皮尖）

上四味，以水九升，先煮麻黄，减二升，去上沫，内诸药，煮取二升半，去滓，温服八合。覆取微似汗，不须啜粥。余如桂枝法将息。

三六、太阳与阳明合病，喘而胸满者，不可下，宜麻黄汤。六。

三七、太阳病，十日以去，脉浮细而嗜卧者，外已解也，设胸满胁痛者，与小柴胡汤；脉但浮者，与麻黄汤。七。

小柴胡汤方

柴胡半斤　黄芩　人参　甘草（炙）　生姜（切）各三

两　大枣十二枚（擘）　半夏半升（洗）

上七味，以水一斗二升，煮取六升，去滓，再煎取三升，温服一升，日三服。

三八、太阳中风，脉浮紧，发热恶寒，身疼痛，不汗出而烦躁者，大青龙汤主之。若脉微弱，汗出恶风者，不可服之；服之则厥逆，筋惕肉瞤，此为逆也。大青龙汤方。八。

麻黄六两（去节）　桂枝二两（去皮）　甘草（炙）二两　杏仁四十枚（去皮尖）　生姜三两（切）　大枣十枚（擘）　石膏如鸡子大（碎）

上七味，以水九升，先煮麻黄减二升，去上沫，内诸药，煮取三升，去滓，温服一升。取微似汗。汗出多者，温粉粉之。一服汗者，停后服。若复服，汗多亡阳遂虚，恶风，烦躁，不得眠也。

三九、伤寒，脉浮缓，身不疼，但重，乍有轻时，无少阴证者，大青龙汤发之。九。

四〇、伤寒表不解，心下有水气，干呕，发热而咳，或渴，或利，或噎，或小便不利，少腹满，或喘者，小青龙汤主之。方十。

麻黄三两（去节）　芍药三两　干姜三两　五味子半升　甘草（炙）三两　桂枝三两（去皮）　半夏半升（洗）　细辛三两

上八味，以水一斗，先煮麻黄，减二升，去上沫，内诸药，煮取三升，去滓，温服一升。若渴，去半夏，加栝楼根三两；若微利，去麻黄，加荛花，如一鸡子，熬令赤色；若噎者，去麻黄，加附子一枚，炮；若小便不利，少腹满者，去麻黄，加茯苓四两；若喘，去麻黄，加杏仁半升，去皮尖。且荛花不治利，麻黄主喘，今此语反之，疑非仲景意。

四一、伤寒，心下有水气，咳而微喘，发热不渴，服汤已渴者，此寒去欲解也，小青龙汤主之。十一。

四二、太阳病，外证未解，脉浮弱者，当以汗解，宜桂枝汤。方十二。

桂枝（去皮） 芍药 生姜（切）各三两 甘草二两（炙） 大枣十二枚（擘）

上五味，以水七升，煮取三升，去滓，温服一升。须臾啜热稀粥一升，助药力，取微汗。

四三、太阳病，下之微喘者，表未解故也，桂枝加厚朴杏子汤主之。方十三。

桂枝三两（去皮） 甘草二两（炙） 生姜三两（切） 芍药三两 大枣十二枚（擘） 厚朴二两（炙，去皮） 杏仁五十枚（去皮尖）

上七味，以水七升，微火煮取三升，去滓，温服一升，覆取微似汗。

四四、太阳病，外证未解，不可下也，下之为逆；欲解外者，宜桂枝汤。十四。

四五、太阳病，先发汗，不解，而复下之，脉浮者不愈。浮为在外，而反下之，故令不愈。今脉浮，故在外，当须解外则愈，宜桂枝汤。十五。

四六、太阳病，脉浮紧，无汗，发热，身疼痛，八九日不解，表证仍在，此当发其汗。服药已微除，其人发烦，目瞑，剧者必衄，衄乃解，所以然者，阳气重故也。麻黄汤主之。十六。

四七、太阳病，脉浮紧，发热，身无汗，自衄者愈。

四八、二阳并病，太阳初得病时，发其汗，汗先出不彻，因转属阳明，续自微汗出，不恶寒。若太阳病证不罢者，不可下，下之为逆，如此可小发汗。设面色缘缘正赤者，阳气怫郁在表，当解之熏之。若发汗不彻，不足言，阳气怫郁不得越，当汗不汗，其人躁烦，不知痛处，乍在腹中，乍在四肢，按之不可得，其人短气但坐，以汗出不彻故也，更发汗则愈，何以知汗出不彻，以脉涩故知也。

四九、脉浮数者，法当汗出而愈，若下之，身重，心悸者，不可发汗，当自汗出乃解。所以然者，尺中脉微，此里虚，须表里实，津液自和，便自汗出愈。

五〇、脉浮紧者，法当身疼痛，宜以汗解之。假令尺中迟者，不可发汗，何以知然？以荣气不足，血少故也。

五一、脉浮者，病在表，可发汗，宜麻黄汤。十七。

五二、脉浮而数者，可发汗，宜麻黄汤。十八。

五三、病常自汗出者，此为荣气和，荣气和者，外不谐，以卫气不共荣气谐和故尔，以荣行脉中，卫行脉外，复发其汗，荣卫和则愈，宜桂枝汤。十九。

五四、病人脏无他病，时发热自汗出而不愈者，此卫气不和也，先其时发汗则愈，宜桂枝汤。二十。

五五、伤寒，脉浮紧，不发汗，因致衄者，麻黄汤主之。二十一。

五六、伤寒，不大便六七日，头痛有热者，与承气汤；其小便清者，知不在里，仍在表也，当须发汗，若头痛者，必衄，宜桂枝汤。二十二。

五七、伤寒发汗，已解，半日许复烦，脉浮数者，可更发汗，宜桂枝汤。二十三。

五八、凡病，若发汗、若吐、若下，若亡血、亡津液，阴阳自和者，必自愈。

五九、大下之后，复发汗，小便不利者，亡津液故也，勿治之，得小便利，必自愈。

六〇、下之后，复发汗，必振寒，脉微细，所以然者，以内外俱虚故也。

六一、下之后，复发汗，昼日烦躁不得眠，夜而安静，不呕，不渴，无表证，脉沉微，身无大热者，干姜附子汤主之。方二十四。

干姜一两　附子一枚（生用，去皮，切八片）

上二味，以水三升，煮取一升，去滓，顿服。

六二、发汗后，身疼痛，脉沉迟者，桂枝加芍药生姜各一两人参三两新加汤主之。方二十五。

桂枝三两（去皮）　芍药四两　甘草二两（炙）　人参三两　大枣十二枚（擘）　生姜四两

上六味，以水一斗二升，煮取三升，去滓，温服一升。本云：桂枝汤，今加芍药、生姜、人参。

六三、发汗后，不可更行桂枝汤，汗出而喘，无大热者，可与麻黄杏仁甘草石膏汤。方二十六。

麻黄四两（去节）　杏仁五十个（去皮尖）　甘草二两（炙）　石膏半斤（碎，绵裹）

上四味，以水七升，煮麻黄减二升，去上沫，内诸药，煮取二升，去滓，温服一升。本云：黄耳柸。

六四、发汗过多，其人叉手自冒心，心下悸，欲得按者，桂枝甘草汤主之。方二十七。

桂枝四两（去皮）　甘草二两（炙）

上二味，以水三升，煮取一升，去滓，顿服。

六五、发汗后，其人脐下悸者，欲作奔豚，茯苓桂枝甘草大枣汤主之。方二十八。

茯苓半斤　桂枝四两（去皮）　甘草二两（炙）　大枣十五枚（擘）

上四味，以甘澜水一斗，先煮茯苓减二升，内诸药，煮取三升，去滓，温服一升，日三服。

作甘澜水法：取水二斗，置大盆内，以杓扬之，水上有珠子五六千颗相逐，取用之。

六六、发汗后，腹胀满者，厚朴生姜半夏甘草人参汤主之。方二十九。

厚朴半斤（炙，去皮）　生姜半斤（切）　半夏半升（洗）　甘草二两　人参一两

上五味，以水一斗，煮取三升，去滓，温服一升，日三服。

六七、伤寒，若吐若下后，心下逆满，气上冲胸，起则头眩，脉沉紧，发汗则动经，身为振振摇者，茯苓桂枝白术甘草汤主之。方三十。

茯苓四两　桂枝三两（去皮）　白术　甘草各二两（炙）

上四味，以水六升，煮取三升，去滓，分温三服。

六八、发汗，病不解，反恶寒者，虚故也，芍药甘草附子汤主之。方三十一。

芍药　甘草各三两（炙）　附子一两（炮，去皮，破八片）

上三味，以水五升，煮取一升五合，去滓，分温三服。（疑非仲景方）

六九、发汗，若下之，病仍不解，烦躁者，茯苓四逆汤主之。方三十二。

茯苓四两　人参一两　附子一枚（生用，去皮，破八片）　甘草二两（炙）　干姜一两半

上五味，以水五升，煮取三升，去滓，温服七合，日二服。

七〇、发汗后，恶寒者，虚故也；不恶寒，但热者，实也，当和胃气，与调胃承气汤。方三十三。

芒硝半升　甘草二两（炙）　大黄四两（去皮，清酒洗）

上三味，以水三升，煮取一升，去滓，内芒硝，更煮两沸，顿服。

七一、太阳病，发汗后，大汗出，胃中干，烦躁不得眠，欲得饮水者，少少与饮之，令胃气和则愈，若脉浮，小便不利，微热消渴者，五苓散主之。方三十四。

猪苓十八铢（去皮）　泽泻一两六铢　白术十八铢　茯苓十八铢　桂枝半两（去皮）

上五味，捣为散，以白饮和服方寸匕，日三服，多饮暖水，汗出愈。如法将息。

七二、发汗已，脉浮数，烦渴者，五苓散主之。三十五。

七三、伤寒，汗出而渴者，五苓散主之；不渴者，茯苓甘草汤主之。方三十六。

茯苓二两　桂枝二两（去皮）　甘草一两（炙）　生姜三两（切）

上四味，以水四升，煮取二升，去滓，分温三服。

七四、中风发热，六七日不解而烦，有表里证，渴欲饮水，水入则吐者，名曰水逆，五苓散主之。三十七。

七五、未持脉时，病人手叉自冒心，师因教试令咳，而不咳者，此必两耳聋无闻也，所以然者，以重发汗虚故如此。发汗后，饮水多，必喘，以水灌之，亦喘。

七六、发汗后，水药不得入口，为逆；若更发汗，必吐下不止。发汗吐下后，虚烦不得眠，若剧者，必反复颠倒，心中懊侬，栀子豉汤主之；若少气者，栀子甘草豉汤主之；若呕者，栀子生姜豉汤主之。三十八。

栀子豉汤方

栀子十四个（擘） 香豉四合（绵裹）

上二味，以水四升，先煮栀子得二升半，内豉，煮取一升半，去滓，分为二服，温进一服。得吐者，止后服。

栀子甘草豉汤方

栀子十四个（擘） 甘草二两（炙） 香豉四合（绵裹）

上三味，以水四升，先煮栀子、甘草，取二升半，内豉，煮取一升半，去滓，分二服，温进一服。得吐者，止后服。

栀子生姜豉汤方

栀子十四个（擘） 生姜五两 香豉四合（绵裹）

上三味，以水四升，先煮栀子、生姜，取二升半，内豉，煮取一升半，去滓，分二服，温进一服。得吐者，止后服。

七七、发汗，若下之，而烦热，胸中窒者，栀子豉汤主之。三十九。

七八、伤寒五六日，大下之后，身热不去，心中结痛者，未欲解也，栀子豉汤主之。四十。

七九、伤寒下后，心烦腹满，卧起不安者，栀子厚朴汤主之。方四十一。

栀子十四个（擘） 厚朴四两（炙，去皮） 枳实四枚（水浸，炙令黄）

上三味，以水三升半，煮取一升半，去滓，分二服，温进一服。得吐者，止后服。

八〇、伤寒，医以丸药大下之，身热不去，微烦者，栀子干姜汤主之。方四十二。

栀子十四个（擘） 干姜二两

上二味，以水三升半，煮取一升半，去滓，分二服，温进一服。得吐者，止后服。

八一、凡用栀子汤，病人旧微溏者，不可与服之。

八二、太阳病发汗，汗出不解，其人仍发热，心下悸，头眩，身瞤动，振振欲擗地者，真武汤主之。方四十三。

茯苓　芍药　生姜各三两（切）　白术二两　附子一枚（炮，去皮，破八片）

上五味，以水八升，煮取三升，去滓，温服七合，日三服。

八三、咽喉干燥者，不可发汗。

八四、淋家，不可发汗，发汗必便血。

八五、疮家，虽身疼痛，不可发汗，汗出则痓。

八六、衄家，不可发汗，汗出，必额上陷脉急紧，直视不能眴，不得眠。

八七、亡血家，不可发汗，发汗则寒栗而振。

八八、汗家重发汗，必恍惚心乱，小便已阴疼，与禹余粮丸。四十四。方本阙。

八九、病人有寒，复发汗，胃中冷，必吐蛔。

九〇、本发汗而复下之，此为逆也，若先发汗，治不为逆。本先下之而反汗之，为逆；若先下之，治不为逆。

九一、伤寒，医下之，续得下利清谷不止，身疼痛者，急当救里；后身疼痛，清便自调者，急当救表。救里，宜四逆汤；救表，宜桂枝汤。四十五。

九二、病发热头痛，脉反沉，若不差，身体疼痛，当救其里，四逆汤方。

甘草二两（炙）　干姜一两半　附子一枚（生用，去皮，破

八片）

上三味，以水三升，煮取一升二合，去滓，分温再服，强人可大附子一枚，干姜三两。

九三、太阳病，先下而不愈，因复发汗，以此表里俱虚，其人因致冒，冒家汗出自愈，所以然者，汗出表和故也；里未和，然后复下之。

九四、太阳病未解，脉阴阳俱停，必先振栗，汗出而解。但阳脉微者，先汗出而解，但阴脉微者，下之而解。若欲下之，宜调胃承气汤。四十六。

九五、太阳病，发热汗出者，此为荣弱卫强，故使汗出，欲救邪风者，宜桂枝汤。四十七。

九六、伤寒五六日，中风，往来寒热，胸胁苦满，嘿嘿不欲饮食，心烦喜呕，或胸中烦而不呕，或渴，或腹中痛，或胁下痞硬，或心下悸、小便不利，或不渴、身有微热，或咳者，小柴胡汤主之。方四十八。

柴胡半斤　黄芩三两　人参三两　半夏半升（洗）　甘草（炙）　生姜各三两（切）　大枣十二枚（擘）

上七味，以水一斗二升，煮取六升，去滓，再煎取三升，温服一升，日三服。若胸中烦而不呕者，去半夏、人参，加栝楼实一枚；若渴，去半夏，加人参合前成四两半，栝楼根四两；若腹中痛者，去黄芩，加芍药三两；若胁下痞硬，去大枣，加牡蛎四两；若心下悸、小便不利者，去黄芩，加茯苓四两；若不渴、外有微热者，去人参，加桂枝三两，温覆微汗愈；若咳者，去人参、大枣、生姜，加五味子半升、干姜二两。

九七、血弱气尽，腠理开，邪气因入，与正气相搏，结于胁下，正邪分争，往来寒热，休作有时，嘿嘿不欲饮食，脏腑相连，其痛必下，邪高痛下，故使呕也，小柴胡汤主之。服柴胡汤已，渴者属阳明，以法治之。四十九。

九八、得病六七日，脉迟浮弱，恶风寒，手足温，医二三下之，不能食，而胁下满痛，面目及身黄，颈项强，小便难者，与柴胡汤，后必下重，本渴饮水而呕者，柴胡汤不中与也，食谷者哕。

九九、伤寒四五日，身热恶风，颈项强，胁下满，手足温而渴者，小柴胡汤主之。五十。

一〇〇、伤寒，阳脉涩，阴脉弦，法当腹中急痛，先与小建中汤；不差者，小柴胡汤主之。五十一。

小建中汤方

桂枝三两（去皮） 甘草二两（炙） 大枣十二枚（擘） 芍药六两 生姜三两（切） 胶饴一升

上六味，以水七升，煮取三升，去滓，内饴，更上微火消解，温服一升，日三服。呕家不可用建中汤，以甜故也。

一〇一、伤寒中风，有柴胡证，但见一证便是，不必悉具。凡柴胡汤病证而下之，若柴胡证不罢者，复与柴胡汤，必蒸蒸而振，却复发热汗出而解。

一〇二、伤寒二三日，心中悸而烦者，小建中汤主之，五十二。

一〇三、太阳病，过经十余日，反二三下之，后四五日，柴胡证仍在者，先与小柴胡；呕不止，心下急，郁郁微烦者，为未解也，与大柴胡汤下之则愈。方五十三。

柴胡半斤 黄芩三两 芍药三两 半夏半升（洗） 生姜五两（切） 枳实四枚（炙） 大枣十二枚（擘）

上七味，以水一斗二升，煮取六升，去滓，再煎，温服一升，日三服。一方，加大黄二两。若不加，恐不为大柴胡汤。

一〇四、伤寒十三日，不解，胸胁满而呕，日晡所发潮热。已而微利，此本柴胡证，下之以不得利，今反利者，知医以丸药下之，此非其治也。潮热者，实也。先宜服小柴胡汤以解外，后以柴胡加芒硝汤主之。五十四。

柴胡二两十六铢　黄芩一两　人参一两　甘草一两（炙）　生姜一两（切）　半夏二十铢（本云：五枚，洗）　大枣四枚（擘）　芒硝二两

上八味，以水四升，煮取二升，去滓，内芒硝，更煮微沸，分温再服。不解，更作。

一〇五、伤寒十三日，过经谵语者，以有热也，当以汤下之。若小便利者，大便当硬，而反下利，脉调和者，知医以丸药下之，非其治也。若自下利者，脉当微厥，今反和者，此为内实也，调胃承气汤主之。五十五。

一〇六、太阳病不解，热结膀胱，其人如狂，血自下，下者愈。其外不解者，尚未可攻，当先解其外。外解已，但少腹急结者，乃可攻之，宜桃核承气汤。方五十六。

桃仁五十个（去皮尖）　大黄四两　桂枝二两（去皮）　甘草二两（炙）　芒硝二两

上五味，以水七升，煮取二升半，去滓，内芒硝，更上火，微沸，下火，先食温服五合，日三服。当微利。

一〇七、伤寒八九日，下之，胸满烦惊，小便不利，谵语，一身尽重，不可转侧者，柴胡加龙骨牡蛎汤主之。方五十七。

柴胡四两　龙骨　黄芩　生姜（切）　铅丹　人参　桂枝（去皮）　茯苓各一两半　半夏二合半（洗）　大黄二两　牡蛎一两半（熬）　大枣六枚（擘）

上十二味，以水八升，煮取四升，内大黄，切如棋子，更煮一两沸，去滓，温服一升。本云：柴胡汤，今加龙骨等。

一〇八、伤寒，腹满谵语，寸口脉浮而紧，此肝乘脾也，名曰纵，刺期门。五十八。

一〇九、伤寒发热，啬啬恶寒，大渴欲饮水，其腹必满，自汗出，小便利，其病欲解，此肝乘肺也，名曰横，刺期门。五十九。

一一〇、太阳病二日，反躁，凡熨其背而大汗出，大热入胃，胃中水竭，躁烦，必发谵语。十余日，振栗，自下利者，此为欲解也。故其汗从腰以下不得汗，欲小便不得，反呕，欲失溲，足下恶风，大便硬，小便当数，而反不数及不多，大便已，头卓然而痛，其人足心必热，谷气下流故也。

一一一、太阳病中风，以火劫发汗，邪风被火热，血气流溢，失其常度，两阳相熏灼，其身发黄。阳盛则欲衄，阴虚小便难，阴阳俱虚竭，身体则枯燥，但头汗出，剂颈而还，腹满微喘，口干咽烂，或不大便，久则谵语，甚者至哕，手足躁扰，捻衣摸床。小便利者，其人可治。

一一二、伤寒脉浮，医以火迫劫之，亡阳，必惊狂，卧起不安者，桂枝去芍药加蜀漆牡蛎龙骨救逆汤主之。方六十。

桂枝三两（去皮） 甘草二两（炙） 生姜三两（切） 大枣十二枚（擘） 牡蛎五两（熬） 蜀漆三两（洗，去腥） 龙骨四两

上七味，以水一斗二升，先煮蜀漆，减二升，内诸药，煮取三升，去滓，温服一升。本云：桂枝汤，今去芍药，加蜀漆、牡蛎、龙骨。

一一三、形作伤寒，其脉不弦紧而弱，弱者必渴。被火，必

谵语。弱者发热脉浮，解之当汗出愈。

一一四、太阳病，以火熏之，不得汗，其人必躁。到经不解，必清血，名为火邪。

一一五、脉浮热甚，而反灸之，此为实。实以虚治，因火而动，必咽燥吐血。

一一六、微数之脉，慎不可灸。因火为邪，则为烦逆，追虚逐实，血散脉中，火气虽微，内攻有力，焦骨伤筋，血难复也。脉浮，宜以汗解，用火灸之，邪无从出，因火而盛，病从腰以下，必重而痹，名火逆也。欲自解者，必当先烦，烦乃有汗而解，何以知之？脉浮，故知汗出解。

一一七、烧针令其汗，针处被寒，核起而赤者，必发奔豚，气从少腹上冲心者，灸其核上各一壮，与桂枝加桂汤，更加桂二两也。方六十一。

桂枝五两（去皮） 芍药三两 生姜三两（切） 甘草二两（炙） 大枣十二枚（擘）

上五味，以水七升，煮取三升，去滓，温服一升。本云：桂枝汤，今加桂满五两。所以加桂者，以能泄奔豚气也。

一一八、火逆下之，因烧针烦躁者，桂枝甘草龙骨牡蛎汤主之。方六十二。

桂枝一两（去皮） 甘草二两（炙） 牡蛎二两（熬） 龙骨二两

上四味，以水五升，煮取二升半，去滓，温服八合，日三服。

一一九、太阳伤寒，加温针，必惊也。

一二〇、太阳病，当恶寒发热，今自汗出，反不恶寒发热，关上脉细数者，以医吐之过也。一二日吐之者，腹中饥，口不能食；三四日吐之者，不喜糜粥，欲食冷食，朝食暮吐，以医吐之所致也，此为小逆。

一二一、太阳病吐之，但太阳病当恶寒，今反不恶寒，不欲近衣，此为吐之内烦也。

一二二、病人脉数，数为热，当消谷引食，而反吐者，此以发汗，令阳气微，膈气虚，脉乃数也。数为客热，不能消谷，以胃中虚冷，故吐也。

一二三、太阳病，过经十余日，心下温温欲吐，而胸中痛，大便反溏，腹微满，郁郁微烦。先此时自极吐下者，与调胃承气汤；若不尔者，不可与。但欲呕，胸中痛，微溏者，此非柴胡汤证，以呕，故知极吐下也。六十三。

一二四、太阳病六七日，表证仍在，脉微而沉，反不结胸，其人发狂者，以热在下焦，少腹当硬满；小便自利者，下血乃愈。所以然者，以太阳随经，瘀热在里故也，抵当汤主之。方六十四。

水蛭（熬） 虻虫各三十个（去翅足，熬） 桃仁二十个（去皮尖） 大黄三两（酒洗）

上四味，以水五升，煮取三升，去滓，温服一升。不下，更服。

一二五、太阳病，身黄，脉沉结，少腹硬，小便不利者，为无血也；小便自利，其人如狂者，血证谛也，抵当汤主之。六十五。

一二六、伤寒有热，少腹满，应小便不利，今反利者，为有血也，当下之，不可余药，宜抵当丸。方六十六。

水蛭二十个（熬） 虻虫二十个（去翅足，熬） 桃仁二十五个（去皮尖） 大黄三两上四味，捣分四丸。以水一升煮一丸，取七合服之。晬时当下血，若不下者，更服。

一二七、太阳病，小便利者，以饮水多，必心下悸。小便少者，必苦里急也。

辨太阳病脉证并治下

一二八、问曰：病有结胸，有脏结，其状何如？答曰：按之痛，寸脉浮，关脉沉，名曰结胸也。

一二九、何谓脏结？答曰：如结胸状，饮食如故，时时下利，寸脉浮，关脉小细沉紧，名曰脏结。舌上白胎滑者，难治。

一三〇、脏结无阳证，不往来寒热，其人反静，舌上胎滑者，不可攻也。

一三一、病发于阳而反下之，热入因作结胸；病发于阴而反下之，因作痞也。所以成结胸者，以下之太早故也。结胸者，项亦强，如柔痉状，下之则和，宜大陷胸丸。方一。

大黄半斤　葶苈子半升（熬）　芒硝半升　杏仁半升（去皮尖，熬黑）

上四味，捣筛二味，内杏仁、芒硝，合研如脂，和散。取如弹丸一枚，别捣甘遂末一钱匕，白蜜二合，水二升，煮取一升，温顿服之，一宿乃下；如不下，更服，取下为效。禁如药法。

一三二、结胸证，其脉浮大者，不可下，下之则死。

一三三、结胸证悉具，烦躁者亦死。

一三四、太阳病，脉浮而动数，浮则为风，数则为热，动则为痛，数则为虚，头痛发热，微盗汗出，而反恶寒者，表未解也。医反下之，动数变迟，膈内拒痛，胃中空虚，客气动膈，短气躁烦，心中懊侬，阳气内陷，心下因硬，则为结胸，大陷胸汤主之。若不结胸，但头汗出，余处无汗，剂颈而还，小便不利，身必发黄。大陷胸汤。方二。

大黄六两（去皮） 芒硝一升 甘遂一钱匕

上三味，以水六升，先煮大黄，取二升，去滓，内芒硝，煮一两沸，内甘遂末，温服一升。得快利，止后服。

一三五、伤寒六七日，结胸热实，脉沉而紧，心下痛，按之石硬者，大陷胸汤主之。方三。

一三六、伤寒十余日，热结在里，复往来寒热者，与大柴胡汤；但结胸，无大热者，此为水结在胸胁也，但头微汗出者，大陷胸汤主之。方四

大柴胡汤方

柴胡半斤 枳实四枚（炙） 生姜五两（切） 黄芩三两 芍药三两 半夏半升（洗） 大枣十二枚（擘）

上七味，以水一斗二升，煮取六升，去滓，再煎，温服一升，日三服。一方，加大黄二两。若不加，恐不名大柴胡汤。

一三七、太阳病，重发汗而复下之，不大便五六日，舌上燥而渴，日晡所小有潮热，从心下至少腹硬满而痛不可近者，大陷胸汤主之。方五

一三八、小结胸病，正在心下，按之则痛，脉浮滑者，小陷胸汤主之。方六。

黄连一两 半夏半升（洗） 栝楼实大者一枚

上三味，以水六升，先煮栝楼，取三升，去滓，内诸药，煮取二升，去滓，分温三服。

一三九、太阳病二三日，不能卧，但欲起，心下必结，脉微

弱者，此本有寒分也。反下之，若利止，必作结胸；未止者，四日复下之，此作协热利也。

一四〇、太阳病下之，其脉促，不结胸者，此为欲解也；脉浮者，必结胸；脉紧者，必咽痛；脉弦者，必两胁拘急；脉细数者，头痛未止；脉沉紧者，必欲呕；脉沉滑者，协热利；脉浮滑者，必下血。

一四一、病在阳，应以汗解之，反以冷水潠之，若灌之，其热被劫不得去，弥更益烦，肉上粟起，意欲饮水，反不渴者，服文蛤散；若不差者，与五苓散。寒实结胸，无热证者，与三物小陷胸汤，白散亦可服。七。

文蛤散方

文蛤五两

上一味，为散。以沸汤和一方寸匕服，汤用五合。

五苓散方

猪苓十八铢（去黑皮）　白术十八铢　泽泻一两六钱　茯苓十八铢　桂枝半两（去皮）

上五味，为散，更于臼中杵之，白饮和方寸匕服之，日三服。多饮暖水，汗出愈。

白散方

桔梗三分　巴豆一分（去皮心，熬黑，研如脂）　贝母三分

上三味，为散，内巴豆，更于臼中杵之，以白饮和服，强人半钱匕，羸者减之。病在膈上必吐，在膈下必利。不利，进热粥一杯，利过不止，进冷粥一杯。身热皮栗不解，欲引衣自覆，若以水潠之洗之，益令热劫不得出，当汗而不汗则烦。假令汗出已，腹中痛，与芍药三两如上法。

一四二、太阳与少阳并病，头项强痛，或眩冒，时如结胸，

心下痞硬者，当刺大椎第一间、肺俞、肝俞，慎不可发汗，发汗则谵语脉弦，五日谵语不止，当刺期门。八。

一四三、妇人中风，发热恶寒，经水适来，得之七八日，热除而脉迟身凉，胸胁下满，如结胸状，谵语者，此为热入血室也，当刺期门，随其实而取之。九。

一四四、妇人中风七八日，续得寒热，发作有时，经水适断者，此为热入血室，其血必结，故使如疟状，发作有时，小柴胡汤主之。方十。

柴胡半斤　黄芩三两　人参三两　半夏半升（洗）　甘草三两　生姜三两（切）　大枣十二枚（擘）

上七味，以水一斗二升，煮取六升，去滓，再煎取三升，温服一升，日三服。

一四五、妇人伤寒，发热，经水适来，昼日明了，暮则谵语，如见鬼状者，此为热入血室，无犯胃气及上二焦，必自愈。十一。

一四六、伤寒六七日，发热，微恶寒，支节烦疼，微呕，心下支结，外证未去者，柴胡桂枝汤主之。方十二。

桂枝一两半（去皮）　黄芩一两半　人参一两半　甘草一两（炙）　半夏二合半（洗）　芍药一两半　大枣六枚（擘）　生姜一两半（切）　柴胡四两

上九味，以水七升，煮取三升，去滓，温服一升。本云：人参汤，作如桂枝法，加半夏、柴胡、黄芩；复如柴胡法，今用人参，作半剂。

一四七、伤寒五六日，已发汗而复下之，胸胁满微结，小便不利，渴而不呕，但头汗出，往来寒热，心烦者，此为未解也，柴胡桂枝干姜汤主之。十三。

柴胡半斤　桂枝三两（去皮）　干姜二两　栝楼根四两　黄芩三两　牡蛎二两（熬）　甘草二两（炙）

上七味，以水一斗二升，煮取六升。去滓，再煎取三升，温服一升，日三服，初服微烦，复服，汗出便愈。

一四八、伤寒五六日，头汗出，微恶寒，手足冷，心下满，口不欲食，大便硬，脉细者，此为阳微结，必有表，复有里也。脉沉，亦在里也。汗出，为阳微。假令纯阴结，不得复有外证，悉入在里；此为半在里半在外也。脉虽沉紧，不得为少阴病，所以然者，阴不得有汗，今头汗出，故知非少阴也。可与小柴胡汤。设不了了者，得屎而解。十四。

一四九、伤寒五六日，呕而发热者，柴胡汤证具，而以他药下之，柴胡证仍在者，复与柴胡汤。此虽已下之，不为逆，必蒸蒸而振，却发热汗出而解。若心下满而硬痛者，此为结胸也，大陷胸汤主之；但满而不痛者，此为痞，柴胡不中与之，宜半夏泻心汤。方十五。

半夏半升（洗）　黄芩　干姜　人参　甘草（炙）各三两　黄连一两　大枣十二枚（擘）

上七味，以水一斗，煮取六升，去滓，再煎取三升，温服一升，日三服。须大陷胸汤者，方用前第二法。

一五〇、太阳少阳并病，而反下之，成结胸，心下硬，下利不止，水浆不下，其人心烦。

一五一、脉浮而紧，而复下之，紧反入里，则作痞，按之自濡，但气痞耳。

一五二、太阳中风，下利，呕逆，表解者，乃可攻之。其人漐漐汗出，发作有时，头痛，心下痞硬满，引胁下痛，干呕，短气，汗出不恶寒者，此表解里未和也，十枣汤主之。方十六。

芫花（熬） 甘遂 大戟

上三味，等分，各别捣为散。以水一升半，先煮大枣肥者十枚，取八合，去滓，内药末。强人服一钱匕，羸人服半钱，温服之，平旦服。若下少病不除者，明日更服加半钱，得快下利后，糜粥自养。

一五三、太阳病，医发汗，遂发热恶寒，因复下之，心下痞，表里俱虚，阴阳气并竭，无阳则阴独，复加烧针，因胸烦，面色青黄，肤润者，难治；今色微黄，手足温者，易愈。

一五四、心下痞，按之濡，其脉关上浮者，大黄黄连泻心汤主之。方十七。

大黄二两 黄连一两

上二味，以麻沸汤二升，渍之须臾，绞去滓，分温再服。

一五五、心下痞，而后恶寒汗出者，附子泻心汤主之。方十八。

大黄二两 黄连一两 黄芩一两 附子一两（炮，去皮破，别煮取汁）

上四味，切三味，以麻沸汤二升渍之须臾，绞去滓，内附子汁，分温再服。

一五六、本以下之，故心下痞，与泻心汤，痞不解，其人渴而口燥烦，小便不利者，五苓散主之。方十九。一方云：忍之一日乃愈。

一五七、伤寒汗出，解之后，胃中不和，心下痞硬，干噫食臭，胁下有水气，腹中雷鸣，下利者，生姜泻心汤主之。方二十。

生姜四两（切） 甘草三两（炙） 人参三两 干姜一两 黄芩三两 半夏半升（洗） 黄连一两 大枣十二枚（擘）

上八味，以水一斗，煮取六升，去滓，再煎取三升，温服一升，日三服。附子泻心汤，本云：加附子。半夏泻心汤、甘草泻心汤，同体别名耳。生姜泻心汤，本云：理中人参黄芩汤去桂枝术加黄连。并泻肝法。

一五八、伤寒中风，医反下之，其人下利日数十行，谷不化，腹中雷鸣，心下痞硬而满，干呕，心烦不得安。医见心下痞，谓病不尽，复下之，其痞益甚。此非结热，但以胃中虚，客气上逆，故使硬也，甘草泻心汤主之。方二十一。

甘草四两（炙） 黄芩三两 干姜三两 半夏半升（洗） 大枣十二枚（擘） 黄连一两

上六味，以水一斗，煮取六升，去滓，再煎取三升，温服一升，日三服。

一五九、伤寒，服汤药，下利不止，心下痞硬。服泻心汤已，复以他药下之，利不止。医以理中与之，利益甚。理中者，理中焦，此利在下焦，赤石脂禹余粮汤主之。复不止者，当利其小便。赤石脂禹余粮汤方二十二。

赤石脂一斤（碎） 太一禹余粮一斤（碎）

上二味，以水六升，煮取二升，去滓，分温三服。

一六〇、伤寒吐下后，发汗，虚烦，脉甚微，八九日心下痞硬，胁下痛，气上冲咽喉，眩冒，经脉动惕者，久而成痿。

一六一、伤寒发汗，若吐，若下，解后，心下痞硬，噫气不除者，旋覆代赭汤主之。方二十三。

旋覆花三两 人参二两 生姜五两 代赭一两 甘草三两（炙） 半夏半升（洗） 大枣十二枚（擘）

上七味，以水一斗，煮取六升，去滓，再煎取三升，温服一升，日三服。

一六二、下后，不可更行桂枝汤，若汗出而喘，无大热者，可与麻黄杏子甘草石膏汤。方二十四。

麻黄四两　杏仁五十个（去皮尖）　甘草二两（炙）　石膏半斤（碎、绵裹）

上四味，以水七升，先煮麻黄，减二升，去白沫，内诸药，煮取三升，去滓，温服一升。本云：黄耳杯。

一六三、太阳病，外证未除，而数下之，遂协热而利，利下不止，心下痞硬，表里不解者，桂枝人参汤主之。方二十五。

桂枝四两（别切）　甘草四两（炙）　白术三两　人参三两　干姜三两

上五味，以水九升，先煮四味，取五升，内桂，更煮取三升，去滓，温服一升，日再，夜一服。

一六四、伤寒大下后，复发汗，心下痞，恶寒者，表未解也，不可攻痞，当先解表，表解乃可攻痞。解表，宜桂枝汤，攻痞，宜大黄黄连泻心汤。二十六。

一六五、伤寒发热，汗出不解，心中痞硬，呕吐而下利者，大柴胡主之。二十七。

一六六、病如桂枝证，头不痛，项不强，寸脉微浮，胸中痞硬，气上冲喉咽不得息者，此为胸有寒也，当吐之，宜瓜蒂散。方二十八。

瓜蒂一分（熬黄）　赤小豆一分

上二味，各别捣筛，为散已，合治之，取一钱匕，以香豉一合，用热汤七合，煮作稀糜，去滓，取汁和散，温，顿服之。不吐者，少少加，得快吐，乃止。诸亡血虚家，不可与瓜蒂散。

一六七、病胁下素有痞，连在脐旁，痛引少腹，入阴筋者，此名脏结，死。二十九。

一六八、伤寒，若吐若下后，七八日不解，热结在里，表里俱热，时时恶风，大渴，舌上干燥而烦，欲饮水数升者，白虎加人参汤主之。方三十。

知母六两　石膏一斤（碎）　甘草二两（炙）　人参二两　粳米六合

上五味，以水一斗，煮米热汤成，去滓，温服一升，日三服。此方立夏后、立秋前，乃可服，立秋后不可服，正月二月三月尚凛冷，亦不可与服之，与之则呕利而腹痛，诸亡血虚家，亦不可与；得之则腹痛利者，但可温之，当愈。

一六九、伤寒，无大热，口燥渴，心烦，背微恶寒者，白虎加人参汤主之。三十一。

一七〇、伤寒，脉浮，发热无汗，其表不解，不可与白虎汤；渴欲饮水，无表证者，白虎加人参汤主之。三十二。

一七一、太阳少阳并病，心下硬，颈项强而眩者，当刺大椎、肺俞、肝俞，慎勿下之。三十三。

一七二、太阳与少阳合病，自下利者，与黄芩汤；若呕者，黄芩加半夏生姜汤主之。三十四。

黄芩汤方

黄芩三两　芍药二两　甘草二两（炙）　大枣十二枚（擘）

上四味，以水一斗，煮取三升，去滓，温服一升，日再，夜一服。

黄芩加半夏生姜汤方

黄芩三两　芍药二两　甘草二两（炙）　大枣十二枚（擘）　半夏半升（洗）　生姜一两半（一方三两，切）

上六味，以水一斗，煮取三升，去滓，温服一升，日再，夜一服。

一七三、伤寒，胸中有热，胃中有邪气，腹中痛，欲呕吐者，黄连汤主之。方三十五。

黄连三两　甘草三两（炙）　干姜三两　桂枝三两（去皮）　人参二两　半夏半升（洗）　大枣十二枚（擘）

上七味，以水一斗，煮取六升，去滓，温服，昼三、夜二。疑非仲景方。

一七四、伤寒八九日，风湿相搏，身体疼烦，不能自转侧，不呕不渴，脉浮虚而涩者，桂枝附子汤主之；若其人大便硬，小便自利者，去桂加白术汤主之。三十六。

桂枝附子汤方

桂枝四两（去皮）　附子三枚（炮，去皮破）　生姜三两（切）　大枣十二枚（擘）　甘草二两（炙）

上五味，以水六升，煮取二升，去滓，分温三服。

去桂加白术汤方

附子三枚（炮，去皮破）　白术四两　生姜三两（切）　甘草二两（炙）　大枣十二枚（擘）

上五味，以水六升，煮取二升，去滓，分温三服。初一服，其人身如痹，半日许复服之，三服都尽，其人如冒状，勿怪，此以附子、术并走皮内，逐水气未得除，故使之耳，法当加桂四两。此本一方二法：以大便硬、小便自利，去桂也；以大便不硬、小便不利，当加桂。附子三枚，恐多也，虚弱家及产妇，宜减服之。

一七五、风湿相搏，骨节疼烦，掣痛不得屈伸，近之则痛剧，汗出短气，小便不利，恶风不欲去衣，或身微肿者，甘草附子汤主之。方三十七。

甘草二两（炙）　附子二枚（炮，去皮破）　白术二两　桂枝

四两（去皮）

上四味，以水六升，煮取三升，去滓，温服一升，日三服。初服得微汗则解。能食汗止复烦者，将服五合，恐一升多者，宜服六七合为始。

一七六、伤寒，脉浮滑，此以表有热，里有寒，白虎汤主之。方三十八。

知母六两　石膏一斤（碎）　甘草二两（炙）　粳米六合

上四味，以水一斗，煮米熟汤成，去滓，温服一升，日三服。

一七七、伤寒，脉结代，心动悸，炙甘草汤主之。方三十九。

甘草四两（炙）　生姜三两（切）　人参二两　生地黄一斤　桂枝三两（去皮）　阿胶二两　麦门冬半升（去心）　麻仁半升　大枣三十枚（擘）

上九味，以清酒七升，水八升，先煮八味，取三升，去滓，内胶烊消尽，温服一升，日三服。一名复脉汤。

一七八、脉按之来缓，时一止复来者，名曰结。又脉来动而中止，更来小数，中有还者反动，名曰结，阴也。脉来动而中止，不能自还，因而复动者，名曰代，阴也。得此脉者，必难治。

辨阳明病脉证并治

一七九、问曰：病有太阳阳明，有正阳阳明，有少阳阳明，何谓也？答曰：太阳阳明者，脾约是也；正阳阳明者，胃家实是也；少阳阳明者，发汗利小利已，胃中燥烦实，大便难是也。

一八〇、阳明之为病，胃家实是也。

一八一、问曰，何缘得阳明病？答曰：太阳病，若发汗，若下，若利小便，此亡津液，胃中干燥，因转属阳明；不更衣，内实，大便难者，此名阳明也。

一八二、问曰：阳明病外证云何？答曰：身热，汗自出，不恶寒，反恶热也。

一八三、问曰：病有得之一日，不发热而恶寒者，何也？答曰：虽得之一日，恶寒将自罢，即自汗出而恶热也。

一八四、问曰：恶寒何故自罢？答曰：阳明居中主土也，万物所归，无所复传，始虽恶寒，二日自止，此为阳明病也。

一八五、本太阳，初得病时，发其汗，汗先出不彻，因转属阳明也。伤寒发热，无汗，呕不能食，而反汗出濈濈然者，是转属阳明也。

一八六、伤寒三日，阳明脉大。

一八七、伤寒，脉浮而缓，手足自温者，是为系在太阴。太阴者，身当发黄，若小便自利者，不能发黄，至七八日，大便硬者，为阳明病也。

一八八、伤寒转系阳明者，其人濈然微汗出也。

一八九、阳明中风，口苦咽干，腹满微喘，发热恶寒，脉浮而紧。若下之，则腹满，小便难也。

一九〇、阳明病，若能食，名中风；不能食，名中寒。

一九一、阳明病，若中寒者，不能食，小便不利，手足濈然汗出，此欲作固瘕，必大便初硬后溏。所以然者，以胃中冷，水谷不别故也。

一九二、阳明病，初欲食，小便反不利，大便自调，其人骨节疼，翕翕如有热状，奄然发狂，濈然汗出而解者，此水不胜谷气，与汗共并，脉紧则愈。

一九三、阳明病，欲解时，从申至戌上。

一九四、阳明病，不能食，攻其热必哕，所以然者，胃中虚冷故也。以其人本虚，攻其热必哕。

一九五、阳明病，脉迟，食难用饱，饱则微烦头眩，必小便难，此欲作谷瘅。虽下之，腹满如故，所以然者，脉迟故也。

一九六、阴明病，法多汗，反无汗，其身如虫行皮中状者，此以久虚故也。

一九七、阳明病，反无汗而小便利，二三日呕而咳，手足厥者，必苦头痛；若不咳，不呕，手足不厥者，头不痛。

一九八、阳明病，但头眩，不恶寒，故能食而咳，其人咽必痛；若不咳者，咽不痛。

一九九、阳明病，无汗，小便不利，心中懊憹者，身必发黄。

二〇〇、阳明病，被火，额上微汗出而小便不利者，必发黄。

二〇一、阳明病，脉浮而紧者，必潮热，发作有时；但浮者，必盗汗出。

二〇二、阳明病，口燥，但欲漱水，不欲咽者，此必衄。

二〇三、阳明病，本自汗出，医更重发汗，病已差，尚微烦不了了者，此必大便硬故也。以亡津液，胃中干燥，故令大便硬。当问其小便日几行，若本小便日三四行，今日再行，故知大便不久出。今为小便数少，以津液当还入胃中，故知不久必大便也。

二〇四、伤寒呕多，虽有阳明证，不可攻之。

二〇五、阳明病，心下硬满者，不可攻之，攻之利遂不止者死，利止者愈。

二〇六、阳明病，面合色赤，不可攻之。必发热，色黄者，小便不利也。

二〇七、阳明病，不吐不下，心烦者，可与调胃承气汤。方一。

甘草二两（炙） 芒硝半升 大黄四两（清酒洗）

上三味，切，以水三升，煮二物至一升，去滓，内芒硝，更上微火一二沸，温顿服之，以调胃气。

二〇八、阳明病，脉迟，虽汗出，不恶寒者，其身必重，短气，腹满而喘，有潮热者，此外欲解，可攻里也，手足濈然汗出者，此大便已硬也，大承气汤主之；若汗多，微发热恶寒者，外未解也，其热不潮，未可与承气汤；若腹大满不通者，可与小承气汤，微和胃气，勿令至大泄下。大承气汤。方二。

大黄四两（酒洗） 厚朴半斤（炙，去皮） 枳实五枚（炙） 芒硝三合

上四味，以水一斗，先煮二物，取五升，去滓，内大黄，更煮取二升，去滓，内芒硝，更上微火一两沸，分温再服。得下，余勿服。

小承气汤方

大黄四两（酒洗） 厚朴二两（炙，去皮） 枳实三枚（大者，炙）

上三味，以水四升，煮取一升二合，去滓，分温二服。初服汤当更衣，不尔者尽饮之，若更衣者勿服之。

二〇九、阳明病，潮热，大便微硬者，可与大承气汤；不硬者，不可与之。若不大便六七日，恐有燥屎，欲知之法，少与小承气汤，汤入腹中，转失气者，此有燥屎也，乃可攻之；若不

转失气者，此但初头硬，后必溏，不可攻之，攻之必胀满不能食也。欲饮水者，与水则哕。其后发热者，必大便复硬而少也，以小承气汤和之。不转失气者，慎不可攻也。三。

二一〇、夫实则谵语，虚则郑声。郑声者，重语也。直视谵语，喘满者死，下利者亦死。

二一一、发汗多，若重发汗者，亡其阳，谵语，脉短者死，脉自和者不死。

二一二、伤寒，若吐、若下后，不解，不大便五六日，上至十余日，日晡所发潮热，不恶寒，独语如见鬼状。若剧者，发则不识人，循衣摸床，惕而不安，微喘直视，脉弦者生，涩者死；微者，但发热谵语者，大承气汤主之。若一服利，则止后服。四。

二一三、阳明病，其人多汗，以津液外出，胃中燥，大便必硬，硬则谵语，小承气汤主之。若一服谵语止者，更莫复服。五。

二一四、阳明病，谵语，发潮热，脉滑而疾者，小承气汤主之。因与承气汤一升，腹中转气者，更服一升，若不转气者，勿更与之。明日又不大便，脉反微涩者，里虚也，为难治，不可更与承气汤也。六。

二一五、阳明病，谵语，有潮热，反不能食者，胃中必有燥屎五六枚也，若能食者，但硬耳，宜大承气汤下之。方七。

二一六、阳明病，下血谵语者，此为热入血室，但头汗出者，刺期门，随其实而泻之，濈然汗出则愈。

二一七、汗出谵语者，以有燥屎在胃中，此为风也。须下者，过经乃可下之。下之若早，语言必乱，以表虚里实故也。下之则愈，宜大承气汤。八。

二一八、伤寒四五日，脉沉而喘满，沉为在里，而反发其汗，津液越出，大便为难，表虚里实，久则谵语。

二一九、三阳合病，腹满身重，难以转侧，口不仁，面垢，谵语遗尿。发汗则谵语；下之则额上生汗，手足逆冷。若自汗出者，白虎汤主之。方九。

知母二两　石膏一斤（碎）　甘草二两（炙）　粳米六合

上四味，以水一斗，煮米熟汤成，去滓，温服一升，日三服。

二二〇、二阳并病，太阳证罢，但发潮热，手足漐漐汗出，大便难而谵语者，下之则愈，宜大承气汤。十。

二二一、阳明病，脉浮而紧，咽燥口苦，腹满而喘，发热汗出，不恶寒，反恶热，身重。若发汗则躁，心愦愦，反谵语。若加温针，必怵惕，烦躁不得眠。若下之，则胃中空虚，客气动膈，心中懊侬，舌上胎者，栀子豉汤主之。方十一。

肥栀子十四枚（擘）　香豉四合（绵裹）

上二味，以水四升，煮栀子取二升半，去滓，内豉，更煮取一升半，去滓，分二服，温进一服，得快吐者，止后服。

二二二、若渴欲饮水，口干舌燥者，白虎加人参汤主之。方十二。

知母六两　石膏一斤（碎）　甘草二两（炙）　粳米六合　人参三两

上五味，以水一斗，煮米熟汤成，去滓，温服一升，日三服。

二二三、若脉浮发热，渴欲饮水，小便不利者，猪苓汤主之。方十三。

猪苓（去皮）　茯苓　泽泻　阿胶　滑石（碎）各一两

上五味，以水四升，先煮四味，取二升，去滓，内阿胶烊消，温服七合，日三服。

二二四、阳明病，汗出多而渴者，不可与猪苓汤。以汗多胃中燥，猪苓汤复利其小便故也。

二二五、脉浮而迟，表热里寒，下利清谷者，四逆汤主之。方十四。

甘草二两（炙） 干姜一两半 附子一枚（生用，去皮，破八片）

上三味，以水三升，煮取一升二合，去滓，分温二服。强人可大附子一枚，干姜三两。

二二六、若胃中虚冷，不能食者，饮水则哕。

二二七、脉浮发热，口干鼻燥，能食者则衄。

二二八、阳明病，下之，其外有热，手足温，不结胸，心中懊憹，饥不能食，但头汗出者，栀子豉汤主之。十五。

二二九、阳明病，发潮热，大便溏，小便自可，胸胁满不去者，与小柴胡汤。方十六。

柴胡半斤 黄芩三两 人参三两 半夏半升（洗） 甘草三两（炙） 生姜三两（切） 大枣十二枚（擘）

上七味，以水一斗二升，煮取六升，去滓，再煎取三升，温服一升，日三服。

二三〇、阳明病，胁下硬满，不大便而呕，舌上白胎者，可与小柴胡汤。上焦得通，津液得下，胃气因和，身濈然汗出而解。十七。

二三一、阳明中风，脉弦浮大，而短气，腹都满，胁下及心痛，久按之气不通，鼻干，不得汗，嗜卧，一身及目悉黄，小便难，有潮热，时时哕，耳前后肿。刺之小差，外不解。病过十日，脉续浮者，与小柴胡汤。十八。

二三二、脉但浮，无余证者，与麻黄汤。若不尿，腹满加哕者，不治。麻黄汤。方十九。

麻黄三两（去节） 桂枝二两（去皮） 甘草一两（炙） 杏仁七十个（去皮尖）

上四味，以水九升，煮麻黄减二升，去白沫，内诸药，煮取二升半，去滓，温服八合，覆取微似汗。

二三三、阳明病，自汗出，若发汗，小便自利者，此为津液内竭，虽硬不可攻之，当须自欲大便，宜蜜煎导而通之，若土瓜根及大猪胆汁，皆可为导。二十。

蜜煎方

食蜜七合

上一味，于铜器内，微火煎，当须凝如饴状，搅之勿令焦著。欲可丸，并手捻作挺，令头锐，大如指，长二寸许，当热时急作，冷则硬。以内谷道中，以手急抱，欲大便时乃去之。疑非仲景意，已试甚良。又大猪胆一枚，泻汁，和少许法醋，以灌谷道内，如一食顷，当大便出宿食恶物，甚效。

二三四、阳明病，脉迟，汗出多，微恶寒者，表未解也，可发汗，宜桂枝汤。二十一。

桂枝三两（去皮） 芍药三两 生姜三两 甘草二两（炙） 大枣十二枚（擘）

上五味，以水七升，煮取三升，去滓，温服一升，须臾啜热稀粥一升，以助药力取汗。

二三五、阳明病，脉浮，无汗而喘者，发汗则愈，宜麻黄汤。二十二。

二三六、阳明病，发热汗出者，此为热越，不能发黄也；但头汗出，身无汗，剂颈而还，小便不利，渴引水浆者，此为瘀热在里，身必发黄，茵陈蒿汤主之。方二十三。

茵陈蒿六两 栀子十四枚（擘） 大黄二两（去皮）

上三味，以水一斗二升，先煮茵陈减六升，内二味，煮取三升，去滓，分三服。小便当利，尿如皂荚汁状，色正赤。一宿腹减，黄从小便去也。

二三七、阳明证，其人喜忘者，必有蓄血。所以然者，本有久瘀血，故令喜忘，屎虽硬，大便反易，其色必黑者，宜抵当汤下之。方二十四。

水蛭（熬） 虻虫（去翅足，熬）各三十个 大黄三两（酒洗） 桃仁二十个（去皮尖及两人者）

上四味，以水五升，煮取三升，去滓，温服一升，不下更服。

二三八、阳明病，下之，心中懊侬而烦，胃中有燥屎者，可攻。腹微满，初头硬，后必溏，不可攻之。若有燥屎者，宜大承气汤。二十五。

二三九、病人不大便五六日，绕脐痛，烦躁，发作有时者，此有燥屎，故使不大便也。

二四〇、病人烦热，汗出则解，又如疟状，日晡所发热者，属阳明也。脉实者，宜下之；脉浮虚者，宜发汗。下之，与大承气汤；发汗，宜桂枝汤。二十六。

二四一、大下后，六七日不大便，烦不解，腹满痛者，此有燥屎也，所以然者，本有宿食故也，宜大承气汤。方二十七

二四二、病人小便不利，大便乍难乍易，时有微热，喘冒不能卧者，有燥屎也，宜大承气汤。二十八。

二四三、食谷欲呕，属阳明也，吴茱萸汤主之；得汤反剧者，属上焦也。吴茱萸汤。方二十九。

吴茱萸一升（洗） 人参三两 生姜六两（切） 大枣十二枚（擘）

上四味，以水七升，煮取二升，去滓，温服七合，日三服。

二四四、太阳病，寸缓关浮尺弱，其人发热汗出，复恶寒，不呕，但心下痞者，此以医下之也。如其不下者，病人不恶寒而渴者，此转属阳明也。小便数者，大便必硬，不更衣十日，无所苦也。渴欲饮水，少少与之，但以法救之。渴者，宜五苓散。方三十。

猪苓（去皮） 白术 茯苓各十八铢 泽泻一两六铢 桂枝半两（去皮）

上五味，为散，白饮和服方寸匕，日三服。

二四五、脉阳微而汗出少者，为自和也；汗出多者，为太过。阳脉实，因发其汗，出多者，亦为太过。太过者，为阳绝于里，亡津液，大便因硬也。

二四六、脉浮而芤，浮为阳，芤为阴，浮芤相搏，胃气生热，其阳则绝。

二四七、趺阳脉浮而涩，浮则胃气强，涩则小便数，浮涩相搏，大便则硬，其脾为约，麻子仁丸主之。方三十一。

麻子仁二升 芍药半斤 枳实半斤（炙） 大黄一斤（去皮） 厚朴一尺（炙，去皮） 杏仁一升（去皮尖，熬，别作脂）

上六味，蜜和丸，如梧桐子大，饮服十丸，日三服。渐加，以知为度。

二四八、太阳病三日，发汗不解，蒸蒸发热者，属胃也，调胃承气汤主之。三十二。

二四九、伤寒吐后，腹胀满者，与调胃承气汤。三十三。

二五〇、太阳病，若吐、若下、若发汗后，微烦，小便数，大便因硬者，与小承气汤和之愈。三十四。

二五一、得病二三日，脉弱，无太阳、柴胡证，烦躁，心下硬，至四五日，虽能食，以小承气汤，少少与微和之，令小安，至六日，与承气汤一升。若不大便六七日，小便少者，虽不受食，但初头硬，后必溏，未定成硬，攻之必溏；须小便利，屎定硬，乃可攻之，宜大承气汤。三十五。

二五二、伤寒六七日，目中不了了，睛不和，无表里证，大便难，身微热者，此为实也，急下之，宜大承气汤。三十六。

二五三、阳明病，发热汗多者，急下之，宜大承气汤。三十七。

二五四、发汗不解，腹满痛者，急下之，宜大承气汤。三十八。

二五五、腹满不减，减不足言，当下之，宜大承气汤。三十九。

二五六、阳明少阳合病，必下利。其脉不负者，为顺也。负者，失也。互相克贼，名为负也。脉滑而数者，有宿食也，当下之，宜大承气汤。四十。

二五七、病人无表里证，发热七八日，虽脉浮数者，可下之。假令已下，脉数不解，合热则消谷喜饥，至六七日，不大便者，有瘀血，宜抵当汤。四十一。

二五八、若脉数不解，而下不止，必协热便脓血也。

二五九、伤寒发汗已，身目为黄，所以然者，以寒湿在里不解故也，以为不可下也，于寒湿中求之。

二六〇、伤寒七八日，身黄如橘子色，小便不利，腹微满者，茵陈蒿汤主之。四十二。

二六一、伤寒身黄，发热，栀子柏皮汤主之。方四十三。

肥栀子十五个（擘） 甘草一两（炙） 黄柏二两

上三味，以水四升，煮取一升半，去滓，分温再服。

二六二、伤寒，瘀热在里，身必黄，麻黄连轺赤小豆汤主之。方四十四。

麻黄二两（去节） 连轺二两（连翘根是） 杏仁四十个（去皮尖） 赤小豆一升 大枣十二枚（擘） 生梓白皮（切）一升 生姜二两（切） 甘草二两（炙）

上八味，以潦水一斗，先煮麻黄再沸，去上沫，内诸药，煮取三升，去滓，分温三服，半日服尽。

辨少阳病脉证并治

二六三、少阳之为病，口苦，咽干，目眩也。

二六四、少阳中风，两耳无所闻，目赤，胸中满而烦者，不可吐下，吐下则悸而惊。

二六五、伤寒，脉弦细，头痛发热者，属少阳。少阳不可发汗，发汗则谵语，此属胃，胃和则愈，胃不和，烦而悸。

二六六、本太阳病，不解，转入少阳者，胁下硬满，干呕不能食，往来寒热，尚未吐、下，脉沉紧者，与小柴胡汤。方一

柴胡八两 人参三两 黄芩三两 甘草三两（炙） 半夏半升（洗） 生姜三两（切） 大枣十二枚（擘）

上七味，以水一斗二升，煮取六升，去滓，再煎取三升，温服一升，日三服。

二六七、若已吐、下、发汗、温针，谵语，柴胡证罢，此为坏病。知犯何逆，以法治之。

二六八、三阳合病，脉浮大，上关上，但欲眠睡，目合则汗。

二六九、伤寒六七日，无大热，其人躁烦者，此为阳去入阴故也。

二七〇、伤寒三日，三阳为尽，三阴当受邪，其人反能食而不呕，此为三阴不受邪也。

二七一、伤寒三日，少阳脉小者，欲已也。

二七二、少阳病，欲解时，从寅至辰上。

辨太阴病脉证并治

二七三、太阴为之病，腹满而吐，食不下，自利益甚，时腹自痛。若下之，必胸下结硬。

二七四、太阴中风，四肢烦疼，阳微阴涩而长者，为欲愈。

二七五、太阴病，欲解时，从亥至丑上。

二七六、太阴病，脉浮者，可发汗，宜桂枝汤。方一。

桂枝三两（去皮） 芍药三两 甘草二两（炙） 生姜三两（切） 大枣十二枚（擘）

上五味，以水七升，煮取三升，去滓，温服一升，须臾啜热稀粥一升，以助药力，温覆取汗。

二七七、自利不渴者，属太阴，以其脏有寒故也，当温之，宜服四逆辈。二。

二七八、伤寒脉浮而缓，手足自温者，系在太阴。太阴当发身黄，若小便自利者，不能发黄。至七八日，虽暴烦，下利日十余行，必自止，以脾家实，腐秽当去故也。

二七九、本太阳病，医反下之，因尔腹满时痛者，属太阴也，桂枝加芍药汤主之；大实痛者，桂枝加大黄汤主之。三。

桂枝加芍药汤方

桂枝三两（去皮） 芍药六两 甘草二两（炙） 大枣十二枚（擘） 生姜三两（切）

上五味，以水七升，煮取三升，去滓，温分三服。本云：桂枝汤，今加芍药。

桂枝加大黄汤方

桂枝三两（去皮） 大黄二两 芍药六两 生姜三两（切） 甘草二两（炙） 大枣十二枚（擘）

上六味，以水七升，煮取三升，去滓，温服一升，日三服。

二八〇、太阴为病，脉弱，其人续自便利，设当行大黄、芍药者，宜减之，以其人胃气弱，易动故也。

辨少阴病脉证并治

二八一、少阴之为病，脉微细，但欲寐也。

二八二、少阴病，欲吐不吐，心烦，但欲寐，五六日自利而渴者，属少阴也，虚故引水自救。若小便色白者，少阴病形悉具。小便白者，以下焦虚有寒，不能制水，故令色白也。

二八三、病人脉阴阳俱紧，反汗出者，亡阳也，此属少阴，法当咽痛而复吐利。

二八四、少阴病，咳而下利，谵语者，被火气劫故也，小便必难，以强责少阴汗也。

二八五、少阴病，脉细沉数，病为在里，不可发汗。

二八六、少阴病，脉微，不可发汗，亡阳故也；阳已虚，尺脉弱涩者，复不可下之。

二八七、少阴病，脉紧，至七八日，自下利，脉暴微，手足反温，脉紧反去者，为欲解也，虽烦，下利，必自愈。

二八八、少阴病，下利，若利自止，恶寒而蜷卧，手足温者，可治。

二八九、少阴病，恶寒而蜷，时自烦，欲去衣被者，可治。

二九〇、少阴中风，脉阳微阴浮者，为欲愈。

二九一、少阴病，欲解时，从子至寅上。

二九二、少阴病，吐利，手足不逆冷，反发热者，不死；脉不至者，灸少阴七壮。

二九三、少阴病八九日，一身手足尽热者，以热在膀胱，必便血也。

二九四、少阴病，但厥无汗，而强发之，必动其血，未知从何道出，或从口鼻，或从目出者，是名下厥上竭，为难治。

二九五、少阴病，恶寒，身蜷而利，手足逆冷者，不治。

二九六、少阴病，吐利，躁烦，四逆者，死。

二九七、少阴病，下利止而头眩，时时自冒者，死。

二九八、少阴病，四逆，恶寒而身蜷，脉不至，不烦而躁者，死。

二九九、少阴病六七日，息高者，死。

三〇〇、少阴病，脉微细沉，但欲卧，汗出不烦，自欲吐，至五六日，自利，复烦躁不得卧寐者，死。

三〇一、少阴病，始得之，反发热，脉沉者，麻黄细辛附子汤主之。方一。

麻黄二两（去节） 细辛二两 附子一枚（炮，去皮，破八片）

上三味，以水一斗，先煮麻黄，减二升，去上沫，内诸药，煮取三升，去滓，温服一升，日三服。

三〇二、少阴病，得之二三日，麻黄附子甘草汤微发汗。以二三日无证，故微发汗也。方二。

麻黄二两（去节） 甘草二两（炙） 附子一枚（炮，去皮，破八片）

上三味，以水七升，先煮麻黄一两沸，去上沫，内诸药，煮取三升，去滓，温服一升，日三服。

三〇三、少阴病，得之二三日以上，心中烦，不得卧，黄连阿胶汤主之。方三。

黄连四两　黄芩二两　芍药二两　鸡子黄二枚　阿胶三两

上五味，以水六升，先煮三物，取二升，去滓，内胶烊尽，小冷，内鸡子黄，搅令相得，温服七合，日三服。

三〇四、少阴病，得之一二日，口中和，其背恶寒者，当灸之，附子汤主之。方四。

附子二枚（炮，去皮，破八片） 茯苓三两　人参二两　白术四两　芍药三两

上五味，以水八升，煮取三升，去滓，温服一升，日三服。

三〇五、少阴病，身体痛，手足寒，骨节痛，脉沉者，附子汤主之。五。

三〇六、少阴病，下利，便脓血者，桃花汤主之。方六。

赤石脂一斤（一半全用，一半筛末） 干姜一两　粳米一升

上三味，以水七升，煮米令熟，去滓，温服七合，内赤石脂末方寸匕，日三服。若一服愈，余勿服。

三〇七、少阴病，二三日至四五日，腹痛，小便不利，下利不止，便脓血者，桃花汤主之。七。

三〇八、少阴病，下利，便脓血者，可刺。

三〇九、少阴病，吐利，手足逆冷，烦躁欲死者，吴茱萸汤主之。方八。

吴茱萸一升　人参二两　生姜六两（切）　大枣十二枚（擘）

上四味，以水七升，煮取二升，去滓，温服七合，日三服。

三一〇、少阴病，下利，咽痛，胸满，心烦，猪肤汤主之。方九。

猪肤一斤

上一味，以水一斗，煮取五升，去滓，加白蜜一升，白粉五合，熬香，和令相得，温分六服。

三一一、少阴病二三日，咽痛者，可与甘草汤；不差，与桔梗汤。十。

甘草汤方

甘草二两

上一味，以水三升，煮取一升半，去滓，温服七合，日二服。

桔梗汤方

桔梗一两　甘草二两

上二味，以水三升，煮取一升，去滓，温分再服。

三一二、少阴病，咽中伤，生疮，不能语言，声不出者，苦酒汤主之。方十一。

半夏（洗，破如枣核）十四枚　鸡子一枚（去黄，内上苦酒，著鸡子壳中）

上二味，内半夏，著苦酒中，以鸡子壳置刀环中，安火上，令三沸，去滓，少少含咽之。不差，更作三剂。

三一三、少阴病，咽中痛，半夏散及汤主之。方十二。

半夏（洗）　桂枝（去皮）　甘草（炙）

上三味，等分，各别捣筛已，合治之，白饮和，服方寸匕，日三服。若不能散服者，以水一升，煎七沸，内散两方寸匕，更煮三沸，下火令小冷，少少咽之。半夏有毒，不当散服。

三一四、少阴病，下利，白通汤主之。方十三。

葱白四茎　干姜一两　附子一枚（生，去皮，破八片）

上三味，以水三升，煮取一升，去滓，分温再服。

三一五、少阴病，下利，脉微者，与白通汤。利不止，厥逆无脉，干呕烦者，白通加猪胆汁汤主之。服汤，脉暴出者死，微续者生。白通加猪胆汤。方十四。

葱白四茎　干姜一两　附子一枚（生，去皮，破八片）　人尿五合　猪胆汁一合

上五味，以水三升，煮取一升，去滓，内胆汁，人尿，和令相得，分温再服。若无胆，亦可用。

三一六、少阴病，二三日不已，至四五日，腹痛，小便不利，四肢沉重疼痛，自下利者，此为有水气，其人或咳，或小便利，或下利，或呕者，真武汤主之。方十五。

茯苓三两　芍药三两　白术二两　生姜三两（切）　附子一枚（炮，去皮，破八片）

上五味，以水八升，煮取三升，去滓，温服七合，日三服。若咳者，加五味子半升，细辛一两，干姜一两。若小便利者，去茯苓。若下利者，去芍药加干姜二两。若呕者，去附子加生姜，足前为半斤。

三一七、少阴病，下利清谷，里寒外热，手足厥逆，脉微欲绝，身反不恶寒，其人面色赤，或腹痛，或干呕，或咽痛，或利止脉不出者，通脉四逆汤主之。方十六。

甘草二两（炙）　附子大者一枚（生用，去皮，破八片）　干

姜三两（强人可四两）

上三味，以水三升，煮取一升二合，去滓，分温再服。其脉即出者愈。面色赤者，加葱九茎。腹中痛者，去葱，加芍药二两。呕者，加生姜二两。咽痛者，去芍药，加桔梗一两。利止脉不出者，去桔梗，加人参二两。病皆与方相应者，乃服之。

三一八、少阴病，四逆，其人或咳，或悸，或小便不利，或腹中痛，或泄利下重者，四逆散主之。方十七。

甘草（炙） 枳实（破，水渍，炙干） 柴胡 芍药

上四味，各十分，捣筛，白饮和服方寸匕，日三服。咳者，加五味子、干姜各五分，并主下利。悸者，加桂枝五分。小便不利者，加茯苓五分。腹中痛者，加附子一枚，炮令坼。泄利下重者，先以水五升，煮薤白三升，煮取三升，去滓，以散三方寸匕，内汤中，煮取一升半，分温再服。

三一九、少阴病，下利六七日，咳而呕渴，心烦不得眠者，猪苓汤主之。方十八。

猪苓（去皮） 茯苓 阿胶 泽泻 滑石各一两

上五味，以水四升，先煮四物，取二升，去滓，内阿胶烊尽，温服七合，日三服。

三二〇、少阴病，得之二三日，口燥咽干者，急下之，宜大承气汤。方十九。

枳实五枚（炙） 厚朴半斤（去皮，炙） 大黄四两（酒洗） 芒硝三合

上四味，以水一斗，先煮二味，取五升，去滓，内大黄，更煮取二升，去滓，内芒硝，更上火，令一两沸，分温再服。一服得利，止后服。

三二一、少阴病，自利清水，色纯青，心下必痛，口干燥

者，可下之，宜大承气汤。二十。

三二二、少阴病，六七日，腹胀不大便者，急下之，宜大承气汤。二十一。

三二三、少阴病，脉沉者，急温之，宜四逆汤。方二十二。

甘草二两（炙） 干姜一两半 附子一枚（生用，去皮，破八片）

上三味，以水三升，煮取一升二合，去滓，分温再服。强人可大附子一枚，干姜三两。

三二四、少阴病，饮食入口则吐，心中温温欲吐，复不能吐，始得之，手足寒，脉弦迟者，此胸中实，不可下也，当吐之；若膈上有寒饮，干呕者，不可吐也，当温之，宜四逆汤。二十三。

三二五、少阴病，下利，脉微涩，呕而汗出，必数更衣，反少者，当温其上，灸之。

辨厥阴病脉证并治

三二六、厥阴之为病，消渴，气上撞心，心中疼热，饥而不欲食，食则吐蛔，下之，利不止。

三二七、厥阴中风，脉微浮为欲愈，不浮为未愈。

三二八、厥阴病，欲解时，从丑至卯上。

三二九、厥阴病，渴欲饮水者，少少与之愈。

三三〇、诸四逆厥者，不可下之，虚家亦然。

三三一、伤寒，先厥后发热而利者，必自止，见厥复利。

三三二、伤寒始发热六日，厥反九日而利。凡厥利者，当不能食，今反能食者，恐为除中。食以索饼，不发热者，知胃气尚在，必愈。恐暴热来出而复去也，后三日脉之，其热续在者，期之旦日夜半愈。所以然者，本发热六日，厥反九日，复发热三日，并前六日，亦为九日，与厥相应，故期之旦日夜半愈。后三日脉之，而脉数，其热不罢者，此为热气有余，必发痈脓也。

三三三、伤寒脉迟，六七日，而反与黄芩汤彻其热。脉迟为寒，今与黄芩汤复除其热，腹中应冷，当不能食，今反能食，此名除中，必死。

三三四、伤寒先厥后发热，下利必自止，而反汗出，咽中痛者，其喉为痹。发热无汗，而利必自止；若不止，必便脓血，便脓血者，其喉不痹。

三三五、伤寒一二日至四五日，厥者必发热，前热者后必厥，厥深者热亦深，厥微者热亦微。厥应下之，而反发汗者，必口伤烂赤。

三三六、伤寒病，厥五日，热亦五日，设六日，当复厥，不厥者自愈。厥终不过五日，以热五日，故知自愈。

三三七、凡厥者，阴阳气不相顺接，便为厥。厥者，手足逆冷者是也。

三三八、伤寒脉微而厥，至七八日肤冷，其人躁无暂安时者，此为脏厥，非蛔厥也。蛔厥者，其人当吐蛔。今病者静，而复时烦者，此为脏寒，蛔上入其膈，故烦，须臾复止，得食而呕，又烦者，蛔闻食臭出，其人常自吐蛔。蛔厥者，乌梅丸主之。又主久利。方一。

乌梅三百枚　细辛六两　干姜十两　黄连十六两　当归四两　附子六两（炮，去皮）　蜀椒四两（出汗）　桂枝（去皮）六两　人参六两　黄柏六两上十味，异捣筛，合治之。以苦酒渍乌梅一宿，去核，蒸之五斗米下，饭熟捣成泥，和药令相得，内臼中，与蜜杵二千下，丸如梧桐子大，先食饮服十丸，日三服，稍加至二十丸，禁生冷、滑物、臭食等。

三三九、伤寒，热少微厥，指头寒，嘿嘿不欲食，烦躁数日，小便利，色白者，此热除也。欲得食，其病为愈；若厥而呕，胸胁烦满者，其后必便血。

三四〇、病者手足厥冷，言我不结胸，小腹满，按之痛者，此冷结在膀胱关元也。

三四一、伤寒发热四日，厥反三日，复热四日，厥少热多者，其病当愈；四日至七日，热不除者，必便脓血。

三四二、伤寒厥四日，热反三日，复厥五日，其病为进。寒多热少，阳气退，故为进也。

三四三、伤寒六七日，脉微，手足厥冷，烦躁，灸厥阴，厥不还者，死。

三四四、伤寒发热，下利厥逆，躁不得卧者，死。

三四五、伤寒发热，下利至甚，厥不止者，死。

三四六、伤寒六七日不利，便发热而利，其人汗出不止者，死，有阴无阳故也。

三四七、伤寒五六日，不结胸，腹濡，脉虚复厥者，不可下，此亡血，下之，死。

三四八、发热而厥，七日下利者，为难治。

三四九、伤寒脉促，手足厥逆，可灸之。

三五〇、伤寒，脉滑而厥者，里有热，白虎汤主之。方二

知母六两　石膏一斤（碎，绵裹）　甘草二两（炙）　粳米六合

上四味，以水一斗，煮米熟，汤成去滓，温服一升，日三服。

三五一、手足厥寒，脉细欲绝者，当归四逆汤主之。方三

当归三两　桂枝三两（去皮）　芍药三两　细辛三两　甘草二两（炙）　通草二两　大枣二十五枚（擘，一法，十二枚）

上七味，以水八升，煮取三升，去滓，温服一升，日三服。

三五二、若其人内有久寒者，宜当归四逆加吴茱萸生姜汤。方四

当归三两　芍药三两　甘草二两（炙）　通草二两　桂枝三两（去皮）　细辛三两　生姜半斤（切）　吴茱萸二升　大枣二十五枚（擘）

上九味，以水六升，清酒六升和，煮取五升，去滓，温分五服。

三五三、大汗出，热不去，内拘急，四肢疼，又下利厥逆而恶寒者，四逆汤主之。方五。

甘草二两（炙）　干姜一两半　附子一枚（生用，去皮，破八片）

上三味，以水三升，煮取一升二合，去滓，分温再服。若强人可用大附子一枚，干姜三两。

三五四、大汗，若大下利而厥冷者，四逆汤主之。六。

三五五、病人手足厥冷，脉乍紧者，邪结在胸中，心下满而烦，饥不能食者，病在胸中，当须吐之，宜瓜蒂散。方七。

瓜蒂　赤小豆

上二味，各等分，异捣筛，合内臼中，更治之，别以香豉一合，用热汤七合，煮作稀糜，去滓，取汁，和散一钱七，温顿服之，不吐者，少少加，得快吐乃止。诸亡血虚家，不可与瓜蒂散。

三五六、伤寒厥而心下悸，宜先治水，当服茯苓甘草汤，却治其厥。不尔，水渍入胃，必作利也。茯苓甘草汤。方八。

茯苓二两　甘草一两（炙）　生姜三两（切）　桂枝二两（去皮）

上四味，以水四升，煮取二升，去滓，分温三服。

三五七、伤寒六七日，大下后，寸脉沉而迟，手足厥逆，下部脉不至，喉咽不利，唾脓血，泄利不止者，为难治，麻黄升麻汤主之。方九

麻黄二两半（去节）　升麻一两一分　当归一两一分　知母十八铢　黄芩十八铢　葳蕤十八铢　芍药六铢　天门冬六铢（去心）　桂枝六铢（去皮）　茯苓六铢　甘草六铢（炙）　石膏六铢（碎，绵裹）　白术六铢　干姜六铢

上十四味，以水一半，先煮麻黄一两沸，去上沫，内诸药，煮取三升，去滓，分温三服。相去如炊三斗米顷，令尽，汗出愈。

三五八、伤寒四五日，腹中痛，若转气下趣少腹者，此欲自利也。

三五九、伤寒本自寒下，医复吐下之，寒格更逆吐下，若食入口即吐，干姜黄芩黄连人参汤主之。方十。

干姜　黄芩　黄连　人参各三两

上四味，以水六升，煮取二升，去滓，分温再服。

三六〇、下利，有微热而渴，脉弱者，今自愈。

三六一、下利脉数，有微热汗出，今自愈；设复紧，为未解。

三六二、下利，手足厥冷，无脉者，灸之，不温，若脉不还，反微喘者死；少阴负趺阳者，为顺也。

三六三、下利，寸脉反浮数，尺中自涩者，必清脓血。

三六四、下利清谷，不可攻表，汗出必胀满。

三六五、下利，脉沉弦者，下重也；脉大者，为未止；脉微弱数者，为欲自止，虽发热，不死。

三六六、下利，脉沉而迟，其人面少赤，身有微热，下利清谷者，必郁冒汗出而解，病人必微厥。所以然者，其面戴阳，下虚故也。

三六七、下利，脉数而渴者，今自愈。设不差，必清脓血，以有热故也。

三六八、下利后脉绝，手足厥冷，晬时脉还，手足温者，生，脉不还者，死。

三六九、伤寒下利，日十余行，脉反实者，死。

三七〇、下利清谷，里寒外热，汗出而厥者，通脉四逆汤主之。方十一。

甘草二两（炙） 附子大者一枚（生，去皮，破八片） 干姜三两（强人可四两）

上三味，以水三升，煮取一升二合，去滓，分温再服。其脉即出者愈。

三七一、热利，下重者，白头翁汤主之。方十二。

白头翁二两　黄柏三两　黄连三两　秦皮三两

上四味，以水七升，煮取二升，去滓，温服一升。不愈，更服一升。

三七二、下利腹胀满，身体疼痛者，先温其里，乃攻其表。温里，宜四逆汤；攻表，宜桂枝汤。十三。

桂枝汤方

桂枝三两（去皮） 芍药三两　甘草二两（炙） 生姜三两（切） 大枣十二枚（擘）

上五味，以水七升，煮取三升，去滓，温服一升，须臾啜热稀粥一升，以助药力。

三七三、下利，欲饮水者，以有热故也，白头翁汤主之。十四。

三七四、下利，谵语者，有燥屎也，宜小承气汤。方十五

大黄四两（酒洗） 枳实三枚（炙） 厚朴二两（去皮，炙）

上三味，以水四升，煮取一升二合，去滓，分二服。初一服谵语止，若更衣者，停后服。不尔，尽服之。

三七五、下利后，更烦，按之心下濡者，为虚烦也，宜栀子豉汤。方十六。

肥栀子十四个（擘） 香豉四合（绵裹）

上二味，以水四升，先煮栀子，取二升半，内豉，更煮取一升半，去滓，分再服，一服得吐，止后服。

三七六、呕家，有痈脓者，不可治呕，脓尽自愈。

三七七、呕而脉弱，小便复利，身有微热，见厥者，难治，四逆汤主之。十七。

三七八、干呕，吐涎沫，头痛者，吴茱萸汤主之。方十八。

吴茱萸一升（汤洗七遍） 人参三两 大枣十二枚（擘） 生姜六两（切）

上四味，以水七升，煮取二升，去滓，温服七合，日三服。

三七九、呕而发热者，小柴胡汤主之。方十九。

柴胡八两 黄芩三两 人参三两 甘草三两（炙） 生姜三两（切） 半夏半升（洗） 大枣十二枚（擘）

上七味，以水一斗二升，煮取六升，去滓，更煎取三升，温服一升，日三服。

三八〇、伤寒大吐大下之，极虚，复极汗者，其人外气怫

郁，复与之水，以发其汗，因得哕，所以然者，胃中寒冷故也。

三八一、伤寒哕而腹满，视其前后，知何部不利，利之即愈。

辨霍乱病脉证并治

三八二、问曰：病有霍乱者何？答曰：呕吐而利，此名霍乱。

三八三、问曰：病发热，头痛，身疼，恶寒，吐利者，此属何病？答曰：此名霍乱。霍乱自吐下，又利止，复更发热也。

三八四、伤寒，其脉微涩者，本是霍乱，今是伤寒，却四五日，至阴经上，转入阴必利，本呕下利者，不可治也。欲似大便，而反失气，仍不利者，此属阳明也，便必硬，十三日愈，所以然者，经尽故也。下利后，当便硬，硬则能食者，愈。今反不能食，到后经中，颇能食，复过一经能食，过之一日当愈；不愈者，不属阳明也。

三八五、恶寒脉微而复利，利止，亡血也，四逆加人参汤主之。方一。

甘草二两（炙） 附子一枚（生，去皮，破八片） 干姜一两半 人参一两

上四味，以水三升，煮取一升二合，去滓，分温再服。

三八六、霍乱，头痛发热，身疼痛，热多欲饮水者，五苓散主之；寒多不用水者，理中丸主之。二。

五苓散方

猪苓（去皮） 白术 茯苓各十八铢 桂枝半两（去皮） 泽泻一两六铢

上五味，为散，更治之，白饮和，服方寸匕，日三服，多饮暖水，汗出愈。

理中丸方

人参　干姜　甘草（炙）　白术各三两

上四味，捣筛，蜜和为丸，如鸡子黄许大。以沸汤数合，和一丸，研碎，温服之，日三四，夜二服。腹中未热，益至三四丸，然不及汤。汤法：以四物依两数切，用水八升，煮取三升，去滓，温服一升，日三服。若脐上筑者，肾气动也，去术，加桂四两。吐多者，去术，加生姜三两。下多者，还用术。悸者，加茯苓二两。渴欲得水者，加术足前成四两半。腹中痛者，加人参足前成四两半。寒者加干姜足前成四两半。腹满者，去术，加附子一枚。服汤后如食顷，饮热粥一升许，微自温，勿发揭衣被。

三八七、吐利止而身痛不休者，当消息和解其外，宜桂枝汤小和之。方三。

桂枝三两（去皮）　芍药三两　生姜三两　甘草二两（炙）　大枣十二枚（擘）

上五味，以水七升，煮取三升，去滓，温服一升。

三八八、吐利汗出，发热恶寒，四肢拘急，手足厥冷者，四逆汤主之。方四。

甘草二两（炙）　干姜一两半　附子一枚（生，去皮，破八片）

上三味，以水三升，煮取一升二合，去滓，分温再服。强人可大附子一枚，干姜三两。

三八九、既吐且利，小便复利而大汗出，下利清谷，内寒外热，脉微欲绝者，四逆汤主之。五。

三九〇、吐已下断，汗出而厥，四肢拘急不解，脉微欲绝者，通脉四逆加猪胆汤主之。方六。

甘草二两（炙） 干姜三两（强人可四两） 附子大者一枚（生，去皮，破八片） 猪胆汁半合

上四味，以水三升，煮取一升二合，去滓，内猪胆汁，分温再服，其脉即来，无猪胆，以羊胆代之。

三九一、吐利发汗，脉平，小烦者，以新虚不胜谷气故也。

辨阴阳易差后劳复病脉证并治

三九二、伤寒阴阳易之为病，其人身体重，少气，少腹里急，或引阴中拘挛，热上冲胸，头重不欲举，眼中生花，膝胫拘急者，烧裈散主之。方一。

妇人中裈近隐处，取烧作灰。

上一味，水服方寸匕，日三服，小便即利，阴头微肿，此为愈矣。妇人病，取男人裈烧服。

三九三、大病差后，劳复者，枳实栀子豉汤主之。方二。

枳实三枚（炙） 栀子十四个（擘） 豉一升（绵裹）

上三味，以清浆水七升，空煮取四升，内枳实、栀子，煮取二升，下豉，更煮五六沸，去滓，温分再服。覆令微似汗。若有宿食者，内大黄如博棋子五六枚，服之愈。

三九四、伤寒差以后，更发热，小柴胡汤主之。脉浮者，以汗解之，脉沉实者，以下解之。方三。

柴胡八两 人参二两 黄芩二两 甘草二两（炙） 生姜二两 半夏半升（洗） 大枣十二枚（擘）

上七味，以水一斗二升，煮取六升，去滓，再煎取三升，温服一升，日三服。

三九五、大病差后，从腰以下有水气者，牡蛎泽泻散主之。方四。

牡蛎（熬） 泽泻 蜀漆（暖水洗去腥） 葶苈子（熬） 商陆根（熬） 海藻（洗去咸） 栝楼根各等分

上七味，异捣，下筛为散，更于臼中治之，白饮和服方寸匕，日三服。小便利，止后服。

三九六、大病差后，喜唾，久不了了，胸上有寒，当以丸药温之，宜理中丸。方五。

人参 白术 甘草（炙） 干姜各三两

上四味，捣筛，蜜和为丸，如鸡子黄许大，以沸汤数合，和一丸，研碎，温服之，日三服。

三九七、伤寒解后，虚羸少气，气逆欲吐，竹叶石膏汤主之。方六。

竹叶二把 石膏一斤 半夏半升（洗） 麦门冬一升（去心） 人参二两 甘草二两（炙） 粳米半升

上七味，以水一斗，煮取六升，去滓，内粳米，煮米熟，汤成去米，温服一升，日三服。

三九八、病人脉已解，而日暮微烦，以病新差，人强与谷，脾胃气尚弱，不能消谷，故令微烦，损谷则愈。

二、类病证

（相同病名，其病机相同，故以下各病，只列总病机，各条病机从略。）

太阳病

◇太阳统摄荣卫，主一身之表，以固护于外，为诸经藩篱。太阳病亦称表病。太阳经受外邪侵袭以后，所发生的症状统称为太阳病。

《伤寒论》中提及“太阳病”或“太阳”者约71条（74处）。

太阳病（二）

太阳病（三）

太阳病（六）

太阳病（八）

太阳病（九）

太阳病（一三）

太阳病（一四）

太阳病（一五）

太阳病（一六）
太阳病（二〇）
太阳病（二一）
太阳病（二三）
太阳病（二四）
太阳病（二七）
太阳病（三一）
太阳病（三四）
太阳病（三五）
太阳病（三七）
太阳病（四二）
太阳病（四三）
太阳病（四四）
太阳病（四五）
太阳病（四六）
太阳病（四七）
太阳病（七一）
太阳病（八二）
太阳病（九三）
太阳病（九五）
太阳病（一〇三）
太阳病（一一〇）
太阳病（一一一）
太阳病（一一四）
太阳病（一二〇）
太阳病……但太阳病（一二一）

太阳与少阳并病（一四二）

太阳少阳并病（一五〇）

太阳中风（一五二）

太阳少阳并病（一七一）

太阳与少阳合病（一七二）

病有太阳阳明……太阳阳明者（一七九）

本太阳初得病时（一八五）

太阳证罢（二二〇）

无太阳柴胡证（二五一）

本太阳病不解（二六六）

本太阳病（二七九）

阳明病

◇指疾病在阳气亢旺，邪热最盛的极期阶段，证候性质属里实热，病理机制是肠胃邪盛。

《伤寒论》中提及“阳明病”或“阳明”者约61条（69处）。

阳明病（一八二）

阳明病（一九〇）

阳明病（一九一）

阳明病（一九二）

阳明病（一九三）

阳明病（一九四）

阳明病（一九五）

阳明病（一九六）

阳明病（一九七）
阳明病（一九八）
阳明病（一九九）
阳明病（二〇〇）
阳明病（二〇一）
阳明病（二〇二）
阳明病（二〇三）
阳明病（二〇五）
阳明病（二〇六）
阳明病（二〇七）
阳明病（二〇八）
阳明病（二〇九）
阳明病（二一三）
阳明病（二一四）
阳明病（二一五）
阳明病（二一六）
阳明病（二二一）
阳明病（二二四）
阳明病（二二八）
阳明病（二二九）
阳明病（二三〇）
阳明病（二三三）
阳明病（二三四）
阳明病（二三五）
阳明病（二三六）
阳明病（二三八）

阳明病（二五三）
阳明少阳证不见者（五）
针足阳明（八）
阳明内结（三〇）
太阳与阳明合病者（三二）
太阳与阳明合病（三三）
太阳与阳明合病（三六）
因转属阳明（四八）
渴者属阳明（九七）

病有太阳阳明、有正阳阳明、有少阳阳明……太阳阳明者……正阳阳明者……少阳阳明者……（一七九）

阳明之为病（一八〇）
何缘得阳明病……因转属阳明……此名阳明也（一八一）
阳明居中主土也……此为阳明病也（一八四）
因转属阳明也（一八五）
阳明脉大（一八六）
为阳明病也（一八七）
转系阳明者（一八八）
阳明中风（一八九）
虽有阳明证（二〇四）
阳明中风（二三一）
阳明证（二三七）
属阳明也（二四〇）
属阳明也（二四三）
此转属阳明也（二四四）
阳明少阳合病（二五六）

此属阳明也（三八四）
不属阳明也（三八四）

少阳病

◇半表半里热证。

《伤寒论》中提及“少阳病”或“少阳”者约 12 条（13 处）。

太阳与少阳并病（一四二）
太阳少阳并病（一五〇）
太阳少阳并病（一七一）
太阳与少阳合病（一七二）
少阳中风（二六四）
少阳脉小者（二七一）
有少阳阳明（一七九）
阳明少阳合病（二五六）
少阳之为病（二六三）
属少阳。少阳不可发汗（二六五）
转入少阳者（二六六）
少阳病（二七二）

太阴病

◇寒湿为患的里虚寒证。

《伤寒论》中提及“太阴病”或“太阴”者约 9 条（11 处）。

是为系在太阴。太阴者……（一八七）
太阴之为病（二七三）
太阴中风（二七四）
太阴病（二七五）
太阴病（二七六）
属太阴（二七七）
系在太阴，太阴当发身黄（二七八）
属太阴也（二七九）
太阴为病（二八〇）

少阴病

◇心肾机能衰减，抗病力量薄弱，属于全身性虚寒证。

《伤寒论》中提及“少阴病”或“少阴”者约47条（51处）。
少阴病……属少阴也（二八二）
少阴病……以强责少阴汗也（二八四）
少阴病（二八五）
少阴病（二八六）
少阴病（二八七）
少阴病（二八八）
少阴病（二八九）
少阴病（二九一）
少阴病……灸少阴七壮（二九二）
少阴病（二九三）
少阴病（二九四）

少阴病（二九五）
少阴病（二九六）
少阴病（二九七）
少阴病（二九八）
少阴病（二九九）
少阴病（三〇〇）
少阴病（三〇一）
少阴病（三〇二）
少阴病（三〇三）
少阴病（三〇四）
少阴病（三〇五）
少阴病（三〇六）
少阴病（三〇七）
少阴病（三〇八）
少阴病（三〇九）
少阴病（三一〇）
少阴病（三一一）
少阴病（三一二）
少阴病（三一三）
少阴病（三一四）
少阴病（三一五）
少阴病（三一六）
少阴病（三一七）
少阴病（三一八）
少阴病（三一九）
少阴病（三二〇）

少阴病（三二一）
少阴病（三二二）
少阴病（三二三）
少阴病（三二四）
少阴病（三二五）
无少阴证者（三九）
不得为少阴病……非少阴也（一四八）
少阴之为病（二八一）
少阴中风（二九〇）
此属少阴（二八三）

厥阴病

◇病属上热下寒或阴阳胜复的寒热错杂证。

《伤寒论》中提及“厥阴病”或“厥阴”者约5条。
厥阴之为病（三二六）
厥阴中风（三二七）
厥阴病（三二八）
厥阴病（三二九）
灸厥阴（三四三）

合　病

◇二经俱受邪，同时出现症状。

太阳与阳明合病（三二）
太阳与阳明合病（三三）
太阳与阳明合病（三六）
太阳与少阳合病（一七二）
阳明少阳合病（二五六）
三阳合病（二一九）
三阳合病（二六八）

并 病

◇一经之证未罢，又见到另一经症状者。
二阳并病（四八）
二阳并病（二二〇）
太阳与少阳并病（一五〇）
太阳与少阳并病（一四二）
太阳与少阳并病（一七一）

伤 寒

◇伤寒有广义与狭义之分，广义伤寒，是一切外感热病的统称；狭义伤寒，是指外受寒邪感而即发的病变。《伤寒论》中所述之“伤寒”，包括广义与狭义两个方面。

《伤寒论》中提及“伤寒”者约97条（98处）。

名为伤寒（三）

伤寒（二九）
伤寒（三九）
伤寒（四〇）
伤寒（四一）
伤寒（五五）
伤寒（五六）
伤寒（五七）
伤寒（六七）
伤寒（七三）
伤寒（七九）
伤寒（八〇）
伤寒（九一）
伤寒（一〇〇）
伤寒（一〇八）
伤寒（一〇九）
伤寒（一一二）
伤寒（一二六）
伤寒（一五七）
伤寒（一五九）
伤寒（一六〇）
伤寒（一六一）
伤寒（一六四）
伤寒（一六五）
伤寒（一六八）
伤寒（一六九）
伤寒（一七〇）
伤寒（一七三）

伤寒（一七六）
伤寒（一七七）
伤寒（一八五）
伤寒（一八七）
伤寒（一八八）
伤寒（二〇四）
伤寒（二一二）
伤寒（二四九）
伤寒（二五九）
伤寒（二六一）
伤寒（二六二）
伤寒（二六五）
伤寒（二七八）
伤寒（三三一）
伤寒（三三二）
伤寒（三三三）
伤寒（三三四）
伤寒（三三八）
伤寒（三三九）
伤寒（三四一）
伤寒（三四二）
伤寒（三四四）
伤寒（三四五）
伤寒（三四九）
伤寒（三五〇）
伤寒（三五六）
伤寒（三五九）

伤寒八九日（一〇七）

伤寒八九日（一七四）

伤寒十余日（一三六）

伤寒十三日（一〇四）

伤寒十三日（一〇五）

伤寒中风（一〇一）

形作伤寒（一一三）

太阳伤寒（一一九）

妇人伤寒（一四五）

伤寒中风（一五八）

伤寒病（三三六）

伤寒……今是伤寒（三八四）

伤寒阴阳易之为病（三九二）

伤寒差以后（三九四）

伤寒解后（三九七）

中　风

◇《伤寒论》中的中风证，是伤风的重症，后世的感冒乃伤风中的轻症。但与杂病中猝然仆倒，口眼㖞斜的中风迥异。

《伤寒论》中提及“中风”者约18条。

中风（三八）

中风（七四）

中风（九六）

中风（一一一）

中风（一五二）
中风（一五八）
名为中风（二）
太阳中风（十二）
伤寒中风（一〇一）
妇人中风（一四三）
妇人中风（一四四）
阳明中风（一八九）
阳明中风（二三一）
阳明病，若能食，名中风（一九〇）
少阳中风（二六四）
太阴中风（二七四）
少阴中风（二九〇）
厥阴中风（三二七）

中　寒

◇胃阳不足，复感寒邪。
阳明病……不能食，名中寒（一九〇）
阳明病，若中寒者（一九一）

风　温

◇误治助热伤津，与后世温病学的“风温”不同。

若发汗已，身灼热者，名风温。风温为病（六）

温　病

◇是广义伤寒之一。

太阳病，发热而渴，不恶寒者，为温病（六）

坏　病

◇因治疗错误致病情发生恶化，证候变乱，而不能称其名者。

此为坏病（一六）

此为坏病（二六七）

阳　旦

◇桂枝一名阳旦，谓春阳平旦之气也。

证象阳旦（三〇）

痞

（1）热证

◇无形热聚于心下。心下痞（一五四）

◇热痞兼表阳虚。心下痞（一五五）

◇邪热自外内陷，寒热互阻，结于心下。心下痞硬（一五七）

◇邪热乘虚内陷，结于心下。心下痞……不可攻痞……乃可攻痞……攻痞（一六四）

（2）虚证

◇误下伤胃气，客气结于心下。因作痞也（一三一）

◇脾胃不和，寒热错杂。此为痞（一四九）

◇误下里虚，无形之邪气陷于里。则作痞……但气痞耳（一五一）

◇误下表邪乘虚内陷。心下痞（一五三）

◇胃虚。心下痞硬而满……医见心下痞……其痞益甚（一五八）

◇误下中虚，浊阴不降。心下痞硬（一五九）

◇中焦阳虚，饮动上干阳位。心下痞硬（一六〇）

◇胃气受伤，致痰饮停聚。心下痞硬（一六一）

◇脾阳损伤，浊阴不降。心下痞硬（一六三）

◇脏气虚衰，阴邪凝结，气血不和。病胁下素有痞（一六七）

◇表邪乘虚，聚于心下。但心下痞者（二四四）

（3）实证

◇悬饮在内。心下痞（一五二）

◇水饮内停，津液不行。故心下痞（一五六）

◇水邪停聚。痞不解（一五六）

◇胸胁不利，气机被阻。心中痞硬（一六五）

◇痰涎壅滞膈上。胸中痞硬（一六六）

结　胸（附：不结胸）

1. 大结胸

◇邪热与痰水互结。病有结胸……名曰结胸（一二八）

◇太阳病误下，热邪内陷。热入因作结胸……所以成结胸者……结胸者（一三一）

◇邪热与痰水互结。结胸证（一三二）

◇邪热与痰水互结。结胸证悉具（一三三）

◇误下，邪热内陷。则为结胸（一三四）

◇属热属实。结胸热实（一三五）

◇水结胸胁。但结胸（一三六）

◇表热与痰水互结。必作结胸（一三九）

◇邪热乘虚内陷。必结胸（一四〇）

◇太少并病，邪已渐入。时如结胸（一四二）

◇邪热内郁。如结胸状（一四三）

◇邪热内陷，水热互结。此为结胸也（一四九）

◇误下邪陷。成结胸（一五〇）

2. 小结胸

◇邪热内陷与心下痰饮相结而成。小结胸病（一三八）

3. 寒实结胸

◇胸胁及心下素有寒饮相结。寒实结胸（一四一）

附：不结胸

◇下后热入胃中，与湿相聚。若不结胸（一三四）

◇外邪虽已内陷，但无心下及胸满硬痛。反不结胸（一二四）

◇正气旺盛。不结胸者（一四〇）

◇下后邪热未与水饮相结。不结胸（二二八）

◇没有结胸症状。言我不结胸（三四〇）

◇无结胸症状。不结胸（三四七）

脏　结

◇脏气极虚，阴寒内盛，复为邪结所致，证如结胸状，饮食如故，时时下利。

何谓脏结……名曰脏结（一二九）

脏结无阳证（一三〇）

有脏结（一二八）

此名脏结（一六七）

脏　厥（脏寒，脏有寒）

◇内脏阳气极虚而致四肢厥冷。

此为脏厥（三三八）

脏寒（三三八）

脏有寒故也（二七七）

阳微结

◇外有表邪，热结犹浅。

此为阳微结（一四八）

纯阴结

◇少阴阳虚。

假令纯阴结（一四八）

亡　阳

◇发汗过多伤阳。

汗多亡阳遂虚（大青龙汤方后注）

戴　阳

◇寒盛于下，虚阳上浮的假热现象。

其面戴阳（三六六）

寒格

◇上热下寒相格拒。

伤寒本自寒下，医复吐下之，寒格（三五九）

固瘕

◇寒气结积。

阳明病……此欲作固瘕（一九一）

谷瘅

◇食物不得消化，郁阻中焦，而致黄疸。

阳明病……此欲作谷瘅（一九五）

奔豚（脐上筑动）

◇汗后心阳虚，肾水上逆。欲作奔豚（六五）

◇心阳伤，寒气上乘。必发奔豚（一一七）

◇肾虚水气上逆。脐上筑动（理中丸方后注）

水　逆

◇胃有停水，水气不化。

水入则吐者，名曰水逆（七四）

瘀　血（瘀热）

◇血或热邪郁积。

本有久瘀血（二三七）

有瘀血（二五七）

瘀热在里故也（一二四）

此为瘀热在里（二三六）

伤寒瘀热在里（二六二）

蓄　血

◇瘀血停留。

阳明证，其人喜忘者，必有蓄血（二三七）

热入血室

◇邪热内郁。

此为热入血室（一四三）
此为热入血室（一四四）
此为热入血室（一四五）
此为热入血室（二一六）

除　中

◇胃气将绝，中气消除。
今反能食者，恐为除中（三三二）
今反能食，此名除中，必死（三三三）

胃家实

◇肠胃中有实热积滞。
正阳阳明者，胃家实是也（一七九）
阳明之为病，胃家实是也（一八〇）

脾　约

◇津液亏少所引起的便秘。
太阳阳明者，脾约是也（一七九）
其脾为约（二四七）

痈　脓

◇营血受热。

此为热气有余，必发痈脓（三三二）

呕家有痈脓者（三七六）

霍　乱

◇形容病势急骤，挥霍撩乱的意思。

病有霍乱者何（三八二）

此名霍乱（三八三）

本是霍乱（三八四）

霍乱（三八六）

阴阳易

◇津亏火炽。

伤寒阴阳易之为病（三九二）

三、类症状

（一）全身症状

发　热（微热、无大热、恶热、不发热）

1. 发热（身热、烦热、有热状）

（1）表证

◇初受风邪侵袭，荣卫失调，阳气外浮与邪相争。发热（二）

◇寒邪袭表，正气抗邪，阳气充达皮肤。或已发热（三）

◇病发于阳，阳气与邪相争。发热（七）

◇阳气外盛。热自发（一二）

◇风邪客于太阳肤表，卫气与邪相争。翕翕发热（一二）

◇风寒束表，正气与邪相争。太阳病，头痛发热（一三）

◇伤寒表实。发热汗不出者（一六）

◇邪郁太阳，阳气进，邪气退。发热恶寒，热多寒少（二三）

◇表邪未解，郁热在里。发热恶寒，热多寒少（二七）

◇表邪未尽解。翕翕发热（二八）

◇伤寒表实，寒邪束外，阳气外浮与邪相争。头痛发热（三五）

◇风寒外束，闭郁于表。发热恶寒（三八）

◇风寒外束，心下有水气。发热而咳（四〇）

◇风寒外束，心下有水气。发热不渴（四一）

◇伤寒表实。无汗发热（四六）

◇伤寒表实。发热（四七）

◇卫气不和，不能固外。时发热自汗出而不愈者（五四）

◇太阳表邪未解。中风发热（七四）

◇表邪未解，里虚为甚。病发热头痛，脉反沉（九二）

◇表受风寒，营弱卫强。发热汗出者（九五）

◇太阳表邪。身热恶风（九九）

◇肝邪乘肺，毛窍闭塞。伤寒发热……此肝乘肺也（一〇九）

◇太阳表邪。当恶寒发热（一二〇）

◇表邪。伤寒有热（一二六）

◇表邪未解。头痛发热（一三四）

◇表证误治未解。身热，皮栗不解，欲引衣自覆（白散方后注）

◇太阳中风。发热恶寒（一四三）

◇表邪犹未解。发热微恶寒（一四六）

◇用小柴胡汤后，正能祛邪外出。却发热汗出而解（一四九）

◇表证未解。发热无汗（一七〇）

◇太阳表证未罢。伤寒发热无汗（一八五）

◇太阳表证未罢。发热恶寒（一八九）

◇太阳中风。其人发热汗出（二四四）

◇少阴感寒。反发热脉沉者（三〇一）

◇表邪未解。病发热……复更发热（三八三）

◇表邪尚在。霍乱，头痛发热（三八六）

（2）半表半里证

◇热入血室。续得寒热（一四四）

◇热入血室。发热（一四五）

◇病属少阳。脉弦细，头痛发热者（二六五）

◇厥阴转少阳，脏邪还腑。呕而发热者（三七九）

（3）寒证

◇真寒假热。身大热，反欲得近衣者（一一）

◇寒盛于里，阳从外越。大汗出，热不去……又下利厥逆而恶寒者（三五三）

（4）热证

◇外感温邪。发热而渴，不恶寒者（六）

◇温病误汗，津液损伤，邪热更盛，转成风温。若发汗已，身灼热者（六）

◇胸中郁热。烦热、胸中窒（七七）

◇胸中郁热，表现于外。身热不去，心中结痛者（七八）

◇邪热郁于胸中。身热不去，微烦者（八〇）

◇外邪内传化热，结滞胃脘。伤寒发热，汗出不解，心中痞硬……（一六五）

◇水热郁久化热。翕翕如有热状，奄然发狂（一九二）

◇传入阳明。身热，汗自出，不恶寒……（一八二）

◇湿热郁蒸。必发热，色黄者（二〇六）

◇热蒸于外。发热汗出，不恶寒反恶热（二二一）

◇津伤，水热内蓄。若脉浮发热，渴欲饮水，小便不利者（二二三）

◇阳明经气热炽。脉浮发热，口干鼻燥……（二二七）

◇邪热未尽。阳明病下之，其外有热（二二八）

◇里热发越。阳明病，发热汗出者（二三六）

◇里热。病人无表里证，发热七八日（二五七）

◇湿热郁蒸，热势较重。伤寒身黄发热（二六一）

◇寒邪化热。少阴病八九日，一身手足尽热（二九三）

◇阴盛阳衰。伤寒始发热六日，厥反九日而利（三三二）

◇阳复太过。其热不罢者……必发痈脓也（三三二）

◇阳复太过，热势向下向内。伤寒先厥后发热……发热无汗，而利必自止（三三四）

◇热邪深入，阳气内郁。厥者必发热，前热者，后必厥……（三三五）

◇阳复太过。热不除者，必便脓血（三四一）

◇余热未尽。伤寒差以后，更发热（三九四）

（5）虚证

◇发汗太多，虚阳浮越。汗出不解，其人仍发热（八二）

◇阳气外浮，胃阳将绝。恐暴热来出而复去也（三三二）

◇阴盛阳衰主病也。伤寒厥四日，热反三日（三四二）

◇阴虚极，阳将脱。伤寒发热，下利厥逆（三四四）

◇虚阳外浮。伤寒发热，下利至甚（三四五）

◇阴伤太盛，真阳外亡。便发热而利，其人汗出不止者（三四六）

◇阴盛于内，虚阳外浮。发热而厥，七日下利者（三四八）

◇霍乱亡阳脱液，阳浮于外。吐利汗出，发热恶寒

（三八八）

（6）实证

◇邪转阳明。不恶寒，但热者（七〇）

◇邪热复聚，化燥成实。其后发热者，必大便复硬而少也（二〇九）

◇阳明腑实。但发热谵语者（二一二）

◇阳明里实。病烦热……日晡所发热者（二四〇）

◇表邪化热，转属阳明。蒸蒸发热者（二四八）

◇里热成实。阳明病，发热汗多者（二五三）

（7）阳复

◇正胜邪却。却复发热汗出而解（一〇一）

◇阳气下达。其人足心必热（一一〇）

◇正气尚能达表。弱者发热脉浮（一一三）

◇正能胜邪。却发热汗出而解（一四九）

◇少阴阳气来复。少阴病，吐利，手足不逆冷，反发热者（二九二）

◇阳气来复。伤寒先厥，后发热而利者（三三一）

◇阳气来复。其热续在者（三三二）

◇阳复阴退。伤寒先厥后发热（三三四）

◇阳复胜阴。伤寒发热四日，厥反三日，复热四日，厥少热多者（三四一）

◇阳气渐复，邪气渐衰。脉微弱数者……虽发热（三六五）

◇阳气来复，阴阳趋于平衡。厥五日，热亦五日（三三六）

2. 微热

（1）表证

◇太阳中风表虚。风则生微热（三〇）

◇表邪不解。若脉浮……微热消渴者（七一）

◇表邪犹未尽。身有微热（九六）

◇表未解。微发热恶寒者（二〇八）

（2）里实热证

◇邪热燥屎内结。大便乍难乍易，时有微热（二四二）

◇阳明腑实。无表里证，大便难，身微热者（二五二）

（3）阳复

◇阳气来复。下利有微热而渴（三六〇）

◇阳气得通。下利脉数，有微热汗出（三六一）

（4）假热

◇阴寒之气盛于内，虚微阳气格拒于外。身有微热，下利清谷者（三六六）

◇阴盛格阳，虚阳外越。身有微热，见厥者（三七七）

3. 无大热

◇阳气虚衰。脉沉微，身无大热（六一）

◇邪热迫肺。汗出而喘，无大热者（六三）

◇邪热入里。但结胸，无大热者（一三六）

◇热邪内陷，迫肺致喘。汗出而喘，无大热者（一六二）

◇里热极盛，因汗多而表无大热。伤寒无大热，口燥渴，心烦（一六九）

◇里热转盛，表邪传里。无大热，其人躁烦者（二六九）

4. 恶热

◇阳明病外证。不恶寒，反恶热也（一八二）

◇阳明病热盛。即汗出而恶热也（一八三）

◇阳明病热盛。不恶寒，反恶热（二二一）

5. 不发热

◇寒邪初感。或未发热（三）

◇病发于阴。无热恶寒（七）

◇表证已罢。热除而脉迟，身凉（一四三）

◇阳明初起，阳热未盛。病有得之一日，不发热而恶寒（一八三）

◇胃气来复，食欲已苏。凡厥利者，当不能食……食以索饼，不发热者（三三二）

潮　热（附：其热不潮）

◇里实热盛。日晡所发潮热……潮热者（一〇四）

◇里实热盛。必潮热发作有时（二〇一）

◇里实已成。有潮热者（二〇八）

◇阳明腑热结实。潮热（二〇九）

◇胃腑燥实。日晡所发潮热（二一二）

◇里热盛但尚未至结实燥坚。发潮热，脉滑而疾（二一四）

◇胃中热盛，阳明腑实。谵语有潮热（二一五）

◇阳明腑实。但发潮热（二二〇）

◇阳明腑实，少阳之邪未罢。发潮热，大便溏……胸胁满不去（二二九）

◇阳明热郁。有潮热（二三一）

◇实热内结。日晡所小有潮热（一三七）

附：其热不潮

◇表热未入里。其热不潮（二〇八）

往来寒热（附：不往来寒热）

◇邪正相争于半表半里。往来寒热（九六）

◇邪居半表半里，与正气相争，邪胜则寒，正胜则热。往来寒热，休作有时（九七）

◇阳明少阳合病。热结在里，复往来寒热者（一三六）

◇少阳兼水饮。胸胁满微结，小便不利……往来寒热（一四七）

◇邪入少阳。往来寒热（二六六）

附：不往来寒热

◇非少阳不和。不往来寒热（一三〇）

恶　寒（不恶寒）

1. 恶寒（微寒、振寒、大寒）

（1）表证

◇风寒外束，卫阳被遏。恶寒（一）

◇寒邪伤表。必恶寒（三）

◇病发于阳。发热恶寒者（七）

◇病发于阴。无热恶寒者（七）

◇风寒束于肤表。啬啬恶寒（一二）

◇表邪已陷，表阳已虚。若微寒者（二二）

◇正胜邪微。如疟状，发热恶寒，热多寒少（二三）

◇太阳未汗，表郁不解，内有热郁。发热恶寒，热多寒少（二七）

◇感邪后，阳气不足。微恶寒（二九）

◇风寒外束。发热恶寒（三八）

◇表阳虚。必振寒，脉微细（六〇）

◇太阳表邪未去。恶风寒（九八）

◇肝邪乘肺，毛窍闭塞。啬啬恶寒（一〇九）

◇风寒在表。太阳病，当恶寒发热（一二〇）

◇风寒外束。当恶寒（一二一）

◇表未解。而反恶寒者（一三四）

◇太阳表邪未解。发热恶寒（一四三）

◇太阳表邪虽轻但未解。发热微恶寒（一四六）

◇表邪尚在。微恶寒（一四八）

◇发汗后卫阳伤而表不解。遂发热恶寒（一五三）

◇表阳不足。而复恶寒汗出者（一五五）

◇表未解。恶寒者（一六四）

◇太阳表邪未解。发热恶寒（一八九）

◇表邪未解也。若汗多微发热恶寒者（二〇八）

◇太阳中风表虚证。微恶寒者（二三四）

◇中风表虚。其人发热汗出，复恶寒（二四四）

◇霍乱表不解。身疼恶寒（三八三）

（2）里证

◇阳明初起，阳热未盛。不发热而恶寒者……恶寒将自罢，即自汗出而恶热也（一八三）

◇阳明初起，热尚不盛。始虽恶寒二日自止，此为阳明病也（一八四）

（3）热证

◇真热假寒。身大寒，反不欲近衣者（一一）

◇热炽汗出，肌表空疏。口燥渴，心烦，背微恶寒者（一六九）

（4）虚证

◇阴阳俱虚。脉微而恶寒者（二三）

◇汗后阳虚。发汗病不解，反恶寒者（六八）

◇阳虚阴亦不足。发汗后，恶寒者（七〇）

◇少阴阳虚，阴寒极盛。少阴病……恶寒而蜷卧（二八八）

◇少阴里虚寒盛。少阴病，恶寒而蜷（二八九）

◇少阴病纯阴无阳。恶寒身蜷而利（二九五）

◇少阴阴盛阳绝。四逆，恶寒而身蜷（二九八）

◇少阴阳虚，邪从寒化。其背恶寒者（三〇四）

◇阴盛阳亡。又下利厥逆而恶寒者（三五三）

◇阳虚液脱。恶寒脉微而复利（三八五）

◇阴盛阳浮。吐利汗出，发热恶寒……手足厥冷（三八八）

2. 不恶寒

（1）表证已解

◇太阳误吐，表已解。今自汗出，反不恶寒发热（一二〇）

◇太阳误吐，使表邪随之外解。太阳病吐之……今反不恶寒（一二一）

◇表解也。不恶寒者（一五二）

◇表邪已解。不恶寒者（二〇八）

（2）里热证

◇外感温邪。发热而渴，不恶寒者（六）

◇邪由太阳转入阳明。续自微汗出，不恶寒（四八）

◇里实热盛。不恶寒，但热者（七〇）

◇阳明燥热。不恶寒反恶热（一八二）

◇阳明里热熏蒸。恶寒何故自罢（一八四）

◇热邪渐盛。恶寒将自罢（一八三）

◇阳明里热。阳明病……不恶寒（一九八）

◇胃腑燥实热。日晡所发潮热，不恶寒（二一二）

◇邪不在表，里有热。不恶寒，反恶热（二二一）

◇阳明里热。不恶寒而渴者（二四四）

（3）寒证

◇真寒假热。手足厥逆，脉微欲绝，身反不恶寒，其人面色赤（三一七）

恶　风

（1）表证

◇腠理虚疏，不胜风袭。恶风（二）

◇风邪外袭，腠理虚疏。淅淅恶风（一二）

◇风邪外袭，腠理虚疏。恶风（一三）

◇风邪外袭，经输不利。项背强几几，反汗出恶风者（一四）

◇表阳已虚，表邪未解。发汗，遂漏不止，其人恶风（二〇）

◇伤寒表实。无汗，恶风（三一）

◇邪气外束，阳气不伸。恶风无汗而喘者（三五）

◇表里阳虚。若脉微弱，汗出恶风者（三八）

◇表邪未尽并入少阳。身热恶风，颈项强，胁下满（九九）
◇风湿在表。恶风不欲去衣，或身微肿（一七五）
◇汗多表阳虚。恶风（大青龙汤方后注）
（2）热证
◇里热大盛。时时恶风，大渴，舌上干燥而烦（一六八）
（3）虚证
◇阳虚于下。足下恶风（一一〇）

汗　出

（1）表证
◇卫不外固，营不内守。发热，汗出，恶风，脉缓（二）
◇表虚，营卫不和。发热，汗出，恶风（一三）
◇表虚。项背强几几，反汗出恶风者（一四）
◇表里阳虚。若脉微弱，汗出恶风者（三八）
◇膀胱蓄水。伤寒，汗出而渴者（七三）
◇表虚，营弱卫强。发热汗出者……故使汗出（九五）
◇表阳不足。而复恶寒汗出者（一五五）
◇风湿留滞，卫外不固。风湿相搏……汗出短气（一七五）
◇表邪未解。若汗多，微发热恶寒者（二〇八）
◇胃中燥实。汗出谵语者（二一七）
◇中风表虚。阳明病，脉迟，汗出多，微恶寒者（二三四）
◇中风表虚。其人发热汗出，复恶寒（二四四）
（2）里证
◇水邪外攻，表已解，里未和。其人漐漐汗出……汗出不恶

寒者（一五二）

（3）寒证

◇胃中寒冷，阳气不足，津液外泄。阳明病，若中寒者……手足濈然汗出（一九一）

（4）热证

◇里热炽盛，津液受损。大汗出后，大烦渴不解，脉洪大者（二六）

◇热邪外蒸体表。喘而汗出者（三四）

◇太阳邪罢，阳明里热。续自微汗出，不恶寒（四八）

◇热邪熏蒸，上迫于肺。汗出而喘（六三）

◇热邪外蒸，上迫于肺。若汗出而喘（一六二）

◇邪热内炽。即自汗出而恶热也（一八三）

◇阳明燥热逼津外出。而反汗出濈濈者（一八五）

◇阳明里热蒸腾。其人濈然微汗出也（一八八）

◇里热熏蒸。法多汗（一九六）

◇里热蒸腾，迫津外出。虽汗出不恶寒者……手足濈然汗出者（二〇八）

◇热盛于里，津液外出。阳明病，其人多汗（二一三）

◇热从外泄。濈然汗出则愈（二一六）

◇阳明里热，蒸腾于外。发热汗出，不恶寒，反恶热（二二一）

◇邪热炽盛，津液损伤。汗出多而渴者……汗多（二二四）

◇热邪外泄。阳明病，发热汗出者（二三六）

◇里热蒸腾，迫汗外泄。阳明病，发热汗多者（二五三）

◇阳复太过，热势外蒸。伤寒先厥后发热……而反汗出（三三四）

◇表热应从汗解。脉浮数者，法当汗出而愈（四九）

◇邪已内传化热。伤寒发热，汗出不解，心下痞硬（一六五）

（5）虚证

◇阳亡外脱。反汗出者，亡阳也（二八三）

◇阳气外亡。少阴病……汗出不烦（三〇〇）

◇胃寒气逆，阳虚不固表。少阴病……呕而汗出（三二五）

◇阴盛亡阳。便发热而利，其人汗出不止者（三四六）

◇阳气外脱，真寒假热。大汗出，热不去（三五三）

◇阳亡于外。大汗，若大下利而厥冷者（三五四）

◇真阳欲脱。汗出而厥者（三七〇）

◇阳虚不固。吐利汗出（三八八）

◇阳虚不固，内寒外热。小便复利而大汗出，下利清谷（三八九）

◇正气极虚。复极汗者（三八〇）

◇阳气外脱。汗出而厥（三九〇）

（6）实证

◇阳明腑实燥结。手足漐漐汗出（二二〇）

◇邪实于里。因发其汗，出多者，亦为太过（二四五）

（7）向愈

◇阳气通畅，表气自和。冒家汗出自愈……汗出表和故也（九三）

◇正气胜邪。必先振栗，汗出而解……先汗出而解（九四）

◇正胜邪却。必蒸蒸而振，却复发热汗出而解（一〇一）

◇正气强，精气内充，祛邪外出。烦乃有汗而解（一一六）

◇阳郁半表半里，少阳枢机不利。汗出阳微（一四八）

◇正能胜邪。必蒸蒸而振，却发热汗出而解（一四九）

◇正能胜邪，外无表邪。伤寒汗出解之后（一五七）

◇正邪相争，水邪外攻。漐漐汗出……心下痞硬满，引胁下痛（一五二）

◇正能祛邪，水湿可去。濈然汗出而解（一九二）

◇正胜邪却，三焦通畅，气机无阻。胃气因和，身濈然汗出而解（二三〇）

◇正能胜邪。病人烦热，汗出则解（二四〇）

◇邪去自和。脉阳微而汗出少者（二四五）

◇阳气得通。有微热汗出，今自愈（三六一）

◇正能胜邪。必郁冒汗出而解（三六六）

（8）药后汗出

◇服桂枝汤，不遵其法。大汗出（二五）

◇太阳发汗不畅。汗先出不彻（四八）

◇发汗太过。大汗出（七一）

◇汗不如法。汗出不解（八二）

◇火迫。大汗出（一一〇）

遍身漐漐微似有汗者益佳……若一服汗出病差（桂枝汤方后注）

复取微似汗（桂枝加葛根汤方后注）

微似汗（葛根汤方后注）

微似汗（葛根加半夏汤方后注）

微似汗（麻黄汤方后注）

微汗愈（小柴胡汤方后注）

取微似汗。汗出多者……一服汗者……汗多亡阳（大青龙汤方后注）

微似汗（桂枝加厚朴杏子汤方后注）

汗出愈（五苓散方后注）

复服汗出便愈（柴胡桂枝干姜汤方后注）

初服得微汗则解（甘草附子汤方后注）

汗出愈（麻黄升麻汤方后注）

复令微似汗（枳实栀子豉汤方后注）

附：头汗出

◇津液不足，阳热上蒸。但头汗出，剂颈而还（一一一）

◇阳气郁而不伸，热邪无从外越而上熏。但头汗出，余处无汗，剂颈而还（一三四）

◇水热郁蒸，阳邪郁于阳位。但头微汗出者（一三六）

◇阳气郁遏，不得发越而上冒。但头汗出（一四七）

◇郁热上蒸。头汗出……今头汗出（一四八）

◇湿热郁蒸上腾。额上微汗出（二〇〇）

◇里热郁结，不得外解，而蒸腾于上。但头汗出者（二一六）

◇阴竭于下，阳无所附而上越。下之则额上生汗（二一九）

◇胸中邪热蒸腾于上。但头汗出者（二二八）

◇湿热上蒸。但头汗出，身无汗（二三六）

自　汗

（1）表证

◇太阳中风，营阴不能守。汗自出（一二）

◇表阳损伤，卫外不固。发汗遂漏不止（二〇）

◇感外邪后，卫阳不足。自汗出（二九）

◇营卫不和，表气不固。病常自汗出者（五三）

◇卫气不和。时发热自汗出（五四）

◇涌吐达到表解。今自汗出，反不恶寒发热（一二〇）

（2）热证

◇热蒸于内。自汗出（六）

◇里热盛迫津外泄。汗自出，不恶寒反恶热（一八二）

◇里热盛。阳明病，本自汗出（二〇三）

◇热邪充斥。三阳合病……若自汗出者（二一九）

◇里热盛。阳明病，自汗出（二三三）

（3）向愈

◇津液自和，正气得复。当自汗出乃解……自汗出愈（四九）

◇肺气得复，毛窍通畅。自汗出（一〇九）

盗 汗

◇表邪未解，营卫不和。头痛发热，微盗汗出，而反恶寒者（一三四）

◇热越于外。但浮者，必盗汗出（二〇一）

◇阳热太盛，阴不内守。目合则汗（二六八）

无 汗

（1）表证

◇寒束肌表。发热汗不出者（一六）

◇邪郁于表，未及时汗解。以其不得小汗出（二三）

◇太阳表不尽解。翕翕发热无汗（二八）

◇风寒表实。太阳病……无汗恶风（三一）

◇风寒束表，腠理闭塞。无汗而喘者（三五）

◇风寒束表，热郁于里。不汗出而烦躁者（三八）

◇太阳表实。无汗发热（四六）

◇表气闭塞。发热，身无汗（四七）

◇治法不当，热不得泄。太阳病，以火熏之，不得汗（一一四）

◇伤寒表不解。发热无汗（一七〇）

◇太阳伤寒。伤寒发热无汗（一八五）

◇太阳肌表闭塞。不得汗（二三一）

◇太阳表实。无汗而喘者（二三五）

（2）热证

◇热邪上蒸。但头汗出，余处无汗，剂颈而还（一三四）

◇湿热不得外泄。阳明病，无汗，小便不利（一九九）

◇湿热上蒸而不外散。但头汗出，身无汗（二三六）

◇热势向下向内。伤寒先厥后发热……发热无汗，而利必自止（三三四）

（3）阳虚证

◇阳虚于下。从腰以下不得汗（一一〇）

◇阴寒内盛。阴不得有汗（一四八）

◇阳虚津不足。阳明病，法多汗，反无汗（一九六）

◇中寒阳虚。反无汗而小便利（一九七）

◇阳气衰微，不能蒸腾化气。但厥无汗（二九四）

（4）药力不足

若不汗……又不汗……若不汗出（桂枝汤方后注）

发　黄（附：不发黄）

（1）热证

◇热伤血分。微发黄色（六）

◇火热内伤。两阳相熏灼，其身发黄（一一一）

◇瘀热在里。身黄，脉沉结，少腹硬（一二五）

◇湿热郁蒸。身必发黄（一三四）

◇热湿郁蒸。身必发黄（一九九）

◇两阳相熏灼，湿热交阻。阳明病被火……必发黄（二〇〇）

◇湿热郁蒸。色黄者，小便不利（二〇六）

◇阳热郁闭。一身及目悉黄（二三一）

◇瘀热在里。身必黄（二三六）

◇湿热阳黄。身黄如橘子色（二六〇）

◇湿热相蒸，热重于湿。伤寒身黄，发热（二六一）

◇湿热郁蒸。身必黄（二六二）

（2）虚证

◇邪陷太阴，脾虚湿郁肌表。医二三下之……面目及身黄（九八）

◇中虚失运，寒湿瘀滞。太阴者，身当发黄（一八七）

◇汗后脾阳虚，寒湿中阻。伤寒发汗已，身目为黄（二五九）

◇中虚湿郁。太阴当发身黄（二七八）

附：不发黄

◇脾运恢复，湿从下泄。若小便自利者，不能发黄

（一八七）

◇热得外越。阳明病，发热汗出者……不能发黄也（二三六）

◇脾运恢复，湿从下去。若小便自利者，不能发黄（二七八）

身疼腰痛（附：身不疼）

（1）表证

◇寒邪郁表，汗不得出。体痛（三）

◇寒束于表，血行不利。身疼腰痛（三五）

◇外寒郁表。身疼痛（三八）

◇风寒表实。身疼痛（四六）

◇风寒表实。法当身疼痛（五〇）

◇表邪或血虚。虽身疼痛（八五）

◇表邪未解。身疼痛者……后身疼痛（九一）

◇表邪未解。身体疼痛（九二）

◇表邪未解。身体疼痛者（三七二）

◇霍乱表邪未解。身疼，恶寒（三八三）

◇霍乱表邪未解。身疼痛（三八六）

◇表邪不解。身痛不休者（三八七）

（2）虚证

◇伤耗营血。身疼痛，脉沉迟者（六二）

◇阳虚寒湿，气血运行不畅。身体痛……脉沉者（三〇五）

附：身不疼

◇风寒中人轻证，正邪交争不剧。身不疼，但重，乍有轻

时（三九）

支节疼痛

（1）表证

◇寒邪束表。太阳病……骨节疼痛（三五）

◇太阳表邪未解。发热微恶寒，支节烦疼（一四六）

（2）虚证

◇脾虚感受风湿。四肢烦疼（二七四）

◇阳虚不布。四肢疼，又下利厥逆而恶寒者（三五三）

（3）风湿证

◇风湿相搏。身体疼烦，不能自转侧（一七四）

◇风湿相搏。骨节疼烦，掣痛不得屈伸（一七五）

◇水湿郁滞。小便反不利……其人骨节疼（一九二）

◇寒湿凝滞。骨节痛，脉沉者（三〇五）

项背强痛（附：项不强）

◇风寒外束，太阳经脉，运行受阻。头项强痛而恶寒（一）

◇风邪入于太阳经输。项背强几几（一四）

◇表邪未解。仍头项强痛（二八）

◇风寒伤及太阳经输。项背强几几（三一）

◇表邪不解。颈项强（九八）

◇太阳表邪。颈项强（九九）

◇水热结聚，其位偏高。结胸者，项亦强（一三一）
◇表邪未罢。头项强痛（一四二）
◇表邪未解。颈项强（一七一）

附：项不强

◇非表邪。头不痛，项不强（一六六）

痛（附：不痛）

◇木克土。其痛必下，邪高痛下（九七）
◇属实属阳。按之痛（一二八）
◇正邪交争，搏结于膈。膈内拒痛（一三四）
◇阴阳相搏。动则为痛（一三四）
◇实邪内结。痛不可近（一三七）
◇痰与热结。按之则痛（一三八）
◇腐秽积滞。大实痛者（二七九）
◇水热互结。若心下满而硬痛者（一四九）
◇风湿相搏。近之则痛剧（一七五）

附：不痛

◇无形热结。但满而不痛者（一四九）

身　重

（1）表证

◇风寒中人之轻证。（身）但重，乍有轻时（三九）

（2）热证

◇热盛伤气。风温为病……身重（六）

◇少阴邪陷，热盛伤气。一身尽重，不可转侧者（一〇七）

◇热盛伤气，气血受阻。不恶寒者，其身必重（二〇八）

◇热邪伤津耗气。腹满身重，难于转侧（二一九）

◇热盛伤气。反恶热，身重（二二一）

（3）虚证

◇气虚。身重，心悸者（四九）

◇气虚。病从腰以下必重而痹（一一六）

◇阳虚湿浸。四肢沉重疼痛（三一六）

◇虚弱。其人身体重，少气（三九二）

身凉

◇邪已入里。热除而脉迟身凉（一四三）

肿

◇风湿滞于表。或身微肿者（一七五）

◇存疑待考。阴头微肿，此为愈矣（烧裈散方后注）

瞤（动惕）

◇亡阳脱液之坏病。服之则厥逆，筋惕肉瞤（三八）

◇阳虚筋脉失主。身瞤动（八二）
◇土虚木乘。面色青黄，肤瞤者（一五三）
◇气血亏虚。经脉动惕者，久而成痿（一六〇）

振 栗

（1）虚证
◇阳气虚，经脉失于温养。身为振振摇者（六七）
◇阳虚甚不能温煦筋脉。振振欲擗地者（八二）
◇气血虚微，筋脉失养。发汗则寒栗而振（八七）
◇邪尚未去。必蒸蒸而振（一〇一）
（2）正邪交争
◇正邪相争，将成战汗。必先振栗（九四）
◇阴复阳和。十余日，振栗（一一〇）
◇正邪交争。必蒸蒸而振（一四九）

痉

◇阴液受伤，筋脉失濡养。发汗则痉（八五）
◇邪结上部，经脉不利。如柔痉状（一三一）

身 蜷

◇里虚寒。恶寒而蜷（二八九）

◇阳虚寒盛。身蜷而利，手足逆冷者（二九五）

◇阴盛阳绝。恶寒而身蜷，脉不至（二九八）

（二）头面五官症状

头　痛（附：头不痛、头重）

（1）表证

◇风寒外束，太阳受邪。头项强痛（一）

◇外感风寒。头痛至七日以上自愈（八）

◇风寒外束，太阳受邪。太阳病，头痛（一三）

◇太阳表邪未解。仍头痛项强（九二）

◇寒邪束表。头痛发热（三五）

◇太阳表邪不解。病发热头痛（二八）

◇表邪不解。头痛发热（一三四）

◇太阳表邪。头项强痛（一四二）

◇属少阳。脉弦细，头痛发热者（二六五）

◇霍乱，表不解。病发热头痛（三八三）

◇霍乱，表邪不解。头痛发热（三八六）

（2）热证

◇头痛为表热不解。不大便六七日，头痛有热者……其小便清者（五六）

◇热邪内陷。头痛未止（一四〇）

（3）虚证

◇阳气突然下通。大便已，头卓然而痛，其人足心必热（一一〇）

◇阳虚水寒上逆。呕而咳，手足厥者，必苦头痛（一九七）

（4）里证

◇里未和，水饮上攻。头痛，心下痞硬满，引胁下痛（一五二）

（5）寒证

◇阴寒上逆。干呕，吐涎沫，头痛者（三七八）

附：头不痛

◇非表邪。头不痛，项不强（一六六）

◇水寒不上逆。头不痛（一九七）

附：头重

◇虚弱。头重不欲举（三九二）

头　眩（冒）

（1）虚证

◇阳气不升。心下悸，头眩（八二）

◇邪乘虚入，阳气不得伸展。以此表里俱虚，其人因致冒（九三）

◇阳虚水动。气上冲咽喉，眩冒（一六〇）

◇中虚，清阳不升。饱则微烦头眩（一九五）

◇阴竭阳脱。下利止而头眩，时时自冒（二九七）

（2）少阳证

◇少阳不和，肝阳上升。太阳与少阳并病……或眩冒（一四二）

◇少阳不和，肝阳上升。太阳少阳并病……颈项强而眩者（一七一）

◇少阳不和，肝阳上升。少阳之为病……目眩也（二六三）

（3）热邪上扰

◇热扰上干。阳明病，但头眩（一九八）

◇腑气不通，火气上逆。喘冒不能卧者（二四二）

（4）水气内停

◇水气内停，蒙蔽清阳。起则头眩（六七）

◇水气未得除。三服都尽，其人如冒状，勿怪（桂枝附子去桂加白术汤方后注）

直　视

◇津伤热炽，精不上注。直视失溲（六）

◇重伤阴血。直视不能眴（八六）

◇热极津枯。微喘直视（二一二）

◇阳热亢盛，阴津告竭。直视谵语（二一〇）

衄　血

◇阳气郁怫过甚，损伤阳络而衄。汗血同源，故衄后热邪泄

而表解。剧者必衄，衄乃解（四六）

◇衄后邪气得泄。太阳病……自衄者愈（四七）

◇表邪未解，壅遏阳络。不发汗，因致衄者（五五）

◇表邪热郁，损伤阳络。若头痛者，必衄（五六）

◇火毒上蒸，损伤阳络。阳盛则欲衄（一一一）

◇血热妄行，灼伤阳络。阳明病……此必衄（二〇二）

◇热盛于经，由气及血分，损伤阳络。口干鼻燥，能食者则衄（二二七）

咽干燥

◇阴液伤，津不上承。咽中干（二九）

◇阴液伤。咽中干（三〇）

◇阴虚，津不上济。咽喉干燥者（八三）

◇热不外泄，火气上炎。必咽燥吐血（一一五）

◇少阳热郁。口苦咽干（一八九）

◇里热上冲。咽燥口苦（二二一）

◇胆火上炎，灼伤津液。咽干（二六三）

◇伏热在里，灼伤肾阴。咽干者（三二〇）

咽痛咽烂（附：咽不利、咽不痛）

◇邪热上攻。必咽痛（一四〇）

◇肺受热侵。其人咽必痛（一九八）

◇少阴虚阳上浮。法当咽痛（二八三）

◇少阴利后伤阴，虚火循经上扰。咽痛（三一〇）

◇少阴客热。咽痛者（三一一）

◇风寒外束，热郁于咽。咽中痛（三一三）

◇上有假热。或咽痛（三一七）

◇阳热灼咽。咽中痛者（三三四）

◇火热上攻。口干咽烂（一一一）

◇痰火互结。咽中伤生疮（三一二）

附：咽不利、咽不痛

◇津伤热迫。喉咽不利（三五七）

◇未受热侵。咽不痛（一九八）

口　苦

◇少阳胆火上炎。口苦咽干（一八九）

◇里热上冲。咽燥口苦（二二一）

◇胆火上炎，灼伤津液。少阳之为病，口苦（二六三）

舌　苔

◇中阳衰败。舌上白胎滑者（一二九）

◇阳气虚。舌上胎滑者（一三〇）

◇病在少阳。胁下硬满，不大便而呕，舌上白胎者（二三〇）

◇热郁胸膈。心中懊憹舌上胎者（二二一）

口舌症状

◇热邪内郁，气滞不宣。语言难出（六）
◇津液损伤。舌上燥而渴（一三七）
◇热邪伤津。舌上干燥（一六八）
◇热在血分。口燥但欲漱水，不欲咽者（二〇二）
◇胃热盛伤津。口不仁（二一九）
◇热盛伤津。口干舌燥者（二二二）
◇痰火互结。不能语言，声不出者（三一二）
◇热邪上攻。必口伤烂赤（三三五）

眼目症状

◇阳盛，服药病解。其人发烦目瞑（四六）
◇肝阳上升。口苦咽干目眩也（二六三）
◇热邪上扰。目赤（二六四）
◇阴伤动血。必动其血……或从目出者（二九四）
◇虚弱。眼中生花（三九二）
◇阳热太亢，阴不内守。目合则汗（二六八）
◇热灼津伤。目中不了了，睛不和（二五二）
◇邪陷太阴。面目及身黄（九八）
◇热邪郁闭。一身及目悉黄（二三一）

◇脾阳不运，寒湿为患。身目为黄（二五九）

鼻部症状

◇热壅于肺，痰热交阻。鼻息必鼾（六）
◇风寒外感，肺气不利。鼻鸣干呕者（一二）
◇里热。脉浮，发热，口干，鼻燥（二二七）
◇阳明热邪。阳明中风……鼻干（二三一）

耳部症状

◇心阳虚。病人手叉自冒心……此必两耳聋无闻也（七五）
◇少阳热邪。耳前后肿（二三一）
◇热邪上扰。两耳无所闻（二六四）

面部色泽

◇邪郁于表。面色反有热色者（二三）
◇阳气怫郁在表。面色缘缘正赤者（四八）
◇胃热盛伤津。口不仁面垢（二一九）
◇真寒假热。少阴病……身反不恶寒，其人面色赤（三一七）

◇阳虚阴盛，真寒假热。下利脉沉而迟，其人面少赤（三六六）

◇邪陷太阴。面目及身黄（九八）

（三）四肢症状

厥　逆（指头寒）

◇诸厥之病机，乃阴阳失去平衡，不能互相贯通之故。凡厥者……便为厥。厥者，手足逆冷者也（三三七）

（1）寒证

◇寒邪犯胃，阳气不能敷布。吐利，手足逆冷（三〇九）

（2）热证

◇热结于里，不能外达。手足冷（一四八）

◇热邪深伏，阳气被阻。厥者必发热，前热者后必厥……（三三五）

◇阳热内郁不甚。热少微厥（三三九）

◇热邪深入。若厥而呕（三三九）

◇热邪深伏，阳气不达。脉滑而厥者（三五〇）

◇热厥。指头寒（三三九）

（3）虚证

◇误汗阳虚。得之便厥（二九）

◇阳气虚。厥逆……厥逆（三〇）

◇大汗亡阳。若脉微弱，汗出恶风者……服之则厥逆（三八）

◇阳虚寒盛。若自下利者，脉当微厥（一〇五）

◇阳虚不温四末。手足厥者（一九七）

◇阴竭于下，阳越于上。手足逆冷（二一九）

◇阳气衰微。少阴病，但厥无汗（二九四）

◇真阳已败，有阴无阳。恶寒，身蜷而利，手足逆冷者（二九五）

◇阳虚欲脱。吐利，躁烦，四逆者（二九六）

◇阴盛阳绝。四逆……脉不至（二九八）

◇阳虚，寒湿凝滞。手足寒，骨节痛，脉沉者（三〇五）

◇阳气大衰，阴寒内盛。手足厥逆，脉微欲绝（三一七）

◇阴盛拒阳。厥逆无脉（三一五）

◇多虚寒。诸四逆厥者（三三〇）

◇阳气衰微，阴寒内盛。先厥……见厥（三三一）

◇阳虚寒盛。厥反九日而利（三三二）

◇阳进阴退。先厥后发热（三三四）

◇阴阳渐趋平衡。厥五日，热亦五日……当复厥……厥终不过五日（三三六）

◇阳虚。脉微而厥（三三八）

◇阳虚。病者手足厥冷（三四〇）

◇阳胜阴退，向愈之机。发热四日，厥反三日……厥少（三四一）

◇阴盛阳虚，病情加重之征。厥四日，热反三日，复厥五日（三四二）

◇阳虚寒盛。手足厥冷（三四三）

◇阳气欲绝。厥不还者（三四三）

◇阴盛格阳，阴阳离绝。伤寒发热，下利厥逆，躁不得卧者（三四四）

◇阳虚极。厥不止者（三四五）

◇血虚不荣四末。脉虚复厥者（三四七）

◇阴寒内盛，虚阳外浮。发热而厥（三四八）

◇阳为阴阻。伤寒脉促，手足厥逆（三四九）

◇血虚营寒。手足厥寒，脉细欲绝者（三五一）

◇阳虚阴盛。又下利厥逆而恶寒（三五三）

◇阳虚阴盛。若大下利厥冷者（三五四）

◇脾阳不布。手足厥逆（三五七）

◇阳气衰，阴寒盛。下利，手足厥冷，无脉者（三六二）

◇阳气虚。病人必微厥（三六六）

◇阳气脱。下利后脉绝，手足厥冷（三六八）

◇真阳外竭。汗出而厥者（三七〇）

◇阴寒盛，阳气将脱。身有微热，见厥者（三七七）

◇阳气虚。手足厥冷者（三八八）

◇阳气外脱。汗出而厥（三九〇）

（4）实证

◇肝气郁结，阳郁于里。少阴病，四逆……四逆散主之（三一八）

◇胸中阳气被郁，不能四达。手足寒，脉弦迟（三二四）

◇蛔虫内扰，气血流行不畅。蛔厥者（三三八）

◇痰阻阳气，不能达于四肢。病人手足厥冷……心下满而烦（三五五）

◇水饮内停，胸阳被遏，不能达于四肢。伤寒厥而心下悸

（三五六）

手足温（附：不厥）

（1）热证

◇阳明里热。手足温而渴（九九）

◇余热未除。阳明病下之，……手足温（二二八）

（2）虚证

◇系在太阴。得病六七日……手足温（九八）

◇病涉太阴。手足自温者（一八七）

◇系在太阴。手足自温者（二七八）

（3）阳气来复

◇阳气恢复。若厥愈足温者（二九）

◇阳气还。言夜半手足当温（三〇）

◇脾胃之气尚强。手足温者（一五三）

◇阳气恢复。手足反温（二八七）

◇阳气来复。手足温者（二八八）

◇阳气来复。手足温者（三六八）

附：不厥

◇阳气恢复。若厥愈足温者（二九）

◇水寒不上泛。不呕，手足不厥者，头不痛（一九七）

◇阳虚阴盛，阳气来复。手足不逆冷，反发热者（二九二）

◇阴阳平衡。不厥者自愈（三三六）

拘　急（瘛疭）

◇阳不足以煦，阴不足以濡。四肢微急，难以屈伸者（二〇）

◇阴虚不能濡润筋脉，阳虚不能温养筋脉。脚挛急（二九）

◇阴阳两虚。两胫拘急……虚则两胫挛……胫尚微拘急（三〇）

◇邪热乘虚内陷。脉弦者，必两胁拘急（一四〇）

◇阳气衰微，不能温煦经脉。内拘急（三五三）

◇阴液脱，阳气虚，筋脉失养。四肢拘急（三八八）

◇阴竭。四肢拘急不解（三九〇）

◇阴虚。或引阴中拘挛……膝胫拘急者（三九二）

◇热邪伤津，筋脉失养，肝风内动。时瘛疭（六）

脚即伸

◇阴复。其脚即伸（二九）

◇阴液复。两脚当伸（三〇）

（四）脏腑症状

烦躁（烦、躁、躁烦、不烦）

1. 烦

（1）表证

◇表邪太甚，邪正剧争，药不胜病。反烦不解者（二四）

◇表未尽，阳郁也。半日许复烦（五七）

◇表寒不解，内有郁热。弥更益烦（一四一）

◇太阳表邪未解。支节烦疼（一四六）

◇邪正相争。初服微烦（柴胡桂枝干姜汤方后注）

（2）里证

◇太阳蓄水。烦渴者（七二）

◇太阳蓄水，气化不行。六七日不解而烦（七四）

◇膀胱气化不行，水饮内停。其人渴而口燥烦，小便不利（一五六）

◇脾胃气滞。饱则微烦头眩（一九五）

◇胃不和。烦而悸（二六五）

◇太阳与少阳并病，气结于中。成结胸……其人心烦（一五〇）

◇阳郁于里。汗止复烦者（甘草附子汤方后注）

（3）寒证

◇阴盛格阳，阳欲上脱。厥逆无脉，干呕烦者（三一五）

◇胃气虚寒，蛔上入膈。而复时烦者（三三八）

（4）热证

◇里热炽盛，津液被劫。大烦渴不解（二六）

◇阳明燥热内结。烦乱（三〇）

◇阳热太盛。其人发烦目瞑（四六）

◇余热未尽，留扰胸膈。虚烦不得眠（七六）

◇余热扰胸膈。而烦热胸中窒者（七七）

◇邪热留扰胸腹。心烦腹满（七九）

◇胸膈有热。微烦者（八〇）

◇邪热郁阻，胃气上逆。心烦喜呕（九六）

◇热邪郁结胸胁，未涉及胃。胸中烦而不呕（九六）

◇邪热郁滞。郁郁微烦者（一〇三）

◇邪气乘虚内陷，阳热客于胸中。胸满烦惊（一〇七）

◇表证误用灸法，阳热太盛。因火为邪，则为烦逆（一一六）

◇胃燥生热。此为吐之内烦也（一二一）

◇邪热结于胃肠。郁郁微烦（一二三）

◇阳气郁遏不得发越。心烦者（一四七）

◇火热内逼。因胸烦（一五三）

◇火无水济而炎上。心烦不得安（一五八）

◇阳明燥热伤津。舌上干燥而烦（一六八）

◇阳明里热炽盛，扰乱神明。口燥渴，心烦（一六九）

◇里热。烦热（二四〇）

◇热邪上扰。胸中满而烦者（二六四）

◇少阴热化，阴虚心火亢盛。心中烦（三〇三）

◇邪热不能透达。胸胁烦满（三三九）

◇阳复太过，热扰胸膈。下利后更烦（三七五）

◇里热内郁。当汗而不汗则烦（白散方后注）

（5）虚证

◇阴液不足，阳气不化，心神虚怯。心烦（二九）

◇阴血虚弱。心中悸而烦者（一〇二）

◇正虚而邪扰。虚烦（一六〇）

◇少阴虚寒，虚阳上扰。心烦但欲寐（二八二）

◇少阴下利阴伤，虚火上炎。心烦（三一〇）

◇阴虚而水热互结。心烦不得眠（三一九）

◇病后新虚，脾胃不能消化谷食。小烦者（三九一）

◇脾胃虚不能消谷。而日暮微烦（三九八）

（6）实证

◇肠胃津伤，阳明燥实。胃中燥烦实（一七九）

◇津伤胃燥。尚微烦不了了者（二〇三）

◇阳明燥实内结。阳明病，不吐，不下，心烦者（二〇七）

◇胃中有燥屎。心中懊憹而烦（二三八）

◇燥屎未尽，邪复聚成实。烦不解（二四一）

◇津伤邪热内扰。微烦（二五〇）

◇痰饮实积胸中。心下满而烦（三五五）

（7）阳复

◇正气抗邪，欲作汗向愈。欲自解者，必当先烦，烦乃有汗而解（一一六）

◇正气恢复，脾能转枢。虽暴烦下利……必自止（二七八）

◇少阴正复邪退。虽烦，下利必自愈（二八七）

◇少阴阳气来复之机。时自烦（二八九）

（8）风湿

◇风湿相搏。身体疼烦（一七四）

◇风湿相搏。骨节疼烦（一七五）

◇太阴中风，脾虚感邪。四肢烦疼（二七四）

2. 躁

（1）热证

◇里热已盛。太阳病二日，反躁（一一〇）

◇阳热亢盛，阴液枯耗。手足躁扰（一一一）

◇火热之气内迫。不得汗，其人必躁（一一四）

◇阳明误汗，津伤热炽。若发汗则躁（二二一）

（2）寒证：

◇少阴寒邪极盛，纯阴无阳。不烦而躁者（二九八）

◇阴盛阳虚。躁无暂安时（三三八）

◇阳气将绝。躁不得卧者（三四四）

3. 烦躁

（1）表证

◇表邪郁闭，不得外泄。当汗不汗，其人躁烦（四八）

（2）寒证

◇寒邪犯胃，呕吐所致。烦躁欲死者（三〇九）

（3）热证

◇热郁于里，邪实于表。不汗出而烦躁者（三八）

◇阳明病，热扰心神。烦躁不得眠（二二一）

◇热郁。烦躁（三三九）

（4）虚证

◇阳气虚，阴阳不能相济。烦躁吐逆者（二九）

◇阴液更伤。烦躁（三〇）

◇阳气大虚，阴寒独盛。昼日烦躁不得眠（六一）

◇阴阳俱虚，水火不济。烦躁者（六九）

◇汗多津伤。烦躁不得眠（七一）

◇心阳受伤，心神烦乱。因烧针烦躁者（一一八）

◇正不胜邪，真气散乱。烦躁者亦死（一三三）

◇阴阳离决。复烦躁不得卧寐者死（三〇〇）

◇阴盛阳衰，虚阳上扰。手足厥冷，烦躁（三四三）

◇汗多伤阴津。烦躁（大青龙汤方后注）

（5）实证

◇胃中实热，燥屎内结。烦躁发作有时者（二三九）

◇阳阴腑实。烦躁心下硬（二五一）

4. 躁烦

（1）热证

◇阳明里热。若躁烦（四）

◇胃中津伤，里热加盛。躁烦（一一〇）

◇邪热内扰。短气躁烦（一三四）

◇里热转盛。其人躁烦者（二六九）

（2）虚证

◇阴寒独盛，阳气衰微。吐利，躁烦四逆（二九六）

5. 不烦

◇阳气已绝。不烦而躁者（二九八）

◇阳气外亡。汗出不烦（三〇〇）

◇阳气虚衰。其人反静（一三〇）

懊憹（不知痛处、反复颠倒）

◇余热内扰。心中懊憹（七六）

◇阳邪陷内，邪热内扰。心中懊憹（一三四）

◇湿热郁蒸，扰乱心胸。心中懊憹者（一九九）

◇误下胃中空虚，邪热乘虚扰于胸膈。心中懊憹（二二一）

◇热郁胸膈。心中懊憹（二二八）

◇里实燥屎，邪热上扰。心中懊憹而烦（二三八）

◇阳气闭郁太甚。不知痛处，乍在腹中，乍在四肢（四八）

◇余邪内扰。必反复颠倒（七六）

不得眠（附：卧起不安）

（1）热证

◇余热内扰。不得眠（七六）

◇下后邪乘，胸腹壅滞。卧起不安（七九）

◇阴伤热扰心神。不得眠（八六）

◇热扰心神。烦躁不得眠（二二一）

◇心火亢盛。心中烦，不得卧（三〇三）

（2）虚证

◇阴寒内盛，虚阳外扰。昼日烦躁不得眠（六一）

◇津伤胃燥。烦躁不得眠（七一）

◇真阳外越。复烦躁不得卧寐者（三〇〇）

◇阴虚，热扰心神。心烦不得眠（三一九）

◇虚阳欲脱。躁不得卧者（三四四）

◇汗多伤津，心神不宁。烦躁不得眠（大青龙汤方后注）

（3）实证

◇邪结心下。不能卧，但欲起（一三九）

◇燥屎内结。喘冒不能卧者（二四二）

附：卧起不安

◇下后邪乘，胸腹壅滞。卧起不安者（七九）

◇伤寒误火，阳气散乱。卧起不安者（一一二）

嗜卧（多眠睡、欲眠睡、欲寐、欲卧）

（1）热证

◇热极神迷。多眠睡（六）

◇阳明邪热郁闭。嗜卧（二三一）

◇热盛神昏。但欲眠睡（二六八）

（2）虚证

◇表已解，正气尚未全恢复。脉浮细而嗜卧者（三七）

◇心肾虚衰，阴寒内盛，正不胜邪。但欲寐（二八一）

◇心肾虚衰。但欲寐（二八二）

◇阴盛阳衰。恶寒而蜷卧（二八八）

◇少阴虚寒。但欲卧（三〇〇）

惊悸（冒心、怵惕、心愦愦、恍惚心乱）

（1）虚证

◇表证误下，里虚。心悸者（四九）

◇心阳损伤。其人叉手自冒心……心下悸欲得按者（六四）

◇阳虚水停。其人脐下悸者（六五）

◇心阳虚衰。病人手叉自冒心（七五）

◇阳虚水泛。心下悸（八二）

◇心气虚于上。恍惚心乱（八八）

◇心脾不足，气血双亏。心中悸而烦（一〇二）

◇损伤营血，内动心气。必惊也（一一九）

◇心血不足，心阳不振。心动悸（一七七）

◇气虚。吐下则悸（二六四）

◇胃燥津伤，胃中不和。烦而悸（二六五）

◇气血虚。吐下则悸而惊（二六四）

（2）热证

◇热极生风。剧则如惊痫（六）

◇热极津枯。惕而不安（二一二）

◇津伤热炽。心愦愦（二二一）

◇热扰心神。必怵惕（二二一）

（3）水停

◇饮邪凌于上。或心下悸（九六）

◇水停中焦。必心下悸（一二七）

◇气机不宣。或悸（三一八）

◇水饮停心下。心下悸（三五六）
◇水气凌心。悸者（理中丸方后注）

发　狂（如狂）

◇热盛血瘀，心神不安。其人如狂（一〇六）
◇阳气散乱，不能养神。亡阳，必惊狂（一一二）
◇热邪深入血分，心神被扰。其人发狂者（一二四）
◇蓄血。其人如狂者（一二五）
◇正能祛邪。奄然发狂（一九二）

喜　忘

◇瘀血。其人喜忘者（二三七）

谵　语（附：谵语止）

（1）热证
◇胃热上扰，心神被劫。谵语（一〇七）
◇肝乘脾。腹满谵语（一〇八）
◇胃中津伤，里热更盛。必发谵语（一一〇）
◇热入阳明。久则谵语（一一一）

◇火热入胃，上扰心神。必谵语（一一三）

◇肝胆火热炽盛。发汗则谵语……五六日谵语不止（一四二）

◇热入血室，血热上乘，心神不安。谵语者（一四三）

◇热入血室，热邪上扰。暮则谵语如见鬼状（一四五）

◇阳明热盛，扰乱心神。夫实则谵语（二一〇）

◇阳热亢盛，阴精告竭。直视谵语（二一〇）

◇血热上扰。下血谵语者（二一六）

◇表未解而下，邪随热陷。语言必乱（二一七）

◇热扰神明。谵语遗尿（二一九）

◇津伤热更盛。发汗则谵语（二一九）

◇津伤胃热炽盛。发汗则谵语（二六五）

◇津伤热盛。谵语（二六七）

◇阳微阴伤神浮。少阴病……谵语者（二八四）

（2）虚证

◇伤津，亡阳，心气散乱。谵语脉短者死（二一一）

（3）实证

◇燥热成实。若胃气不和，谵语者（二九）

◇阳明内结实证。谵语……谵语……（三〇）

◇里实热证。过经谵语者（一〇五）

◇阳明实热。但发热谵语者（二一二）

◇腑气不通，浊热上扰。胃中燥，大便必硬，硬则谵语（二一三）

◇里实热盛。谵语（二一四）

◇阳明腑实。谵语（二一五）

◇燥屎内结。汗出谵语者（二一七）

◇津液越于外，燥实结于内。久则谵语（二一八）

◇腑实燥结。大便难而谵语者（二二〇）

◇胃实已成。反谵语（二二一）

◇里有燥实热。谵语者（三七四）

附：谵语止

◇便通热除，津液恢复。若一服谵语止者（二一三）

郑　声（独语）

◇精气夺而神无所主。虚则郑声（二一〇）

◇燥热内结，腑实重证。独语如见鬼状（二一二）

神志不清

◇热入血室。暮则谵语如见鬼状者（一四五）

◇火热炽盛，内伤心神。捻衣摸床（一一一）

◇燥热内结，腑实重证。独语如见鬼状（二一二）

◇热极津枯，神识昏蒙。发则不识人，循衣摸床（二一二）

咳　逆（附：不咳）

（1）表证

◇外寒内饮，水气犯肺。发热而咳（四〇）

◇外寒里水，肺气不宣。咳而微喘（四一）

◇肺寒气逆。或咳者（九六）

（2）里证

◇肺寒气逆。其人或咳（三一八）

（3）热证

◇入里化热，邪干于肺。不恶寒，故能食而咳（一九八）

◇水热犯肺。咳而呕渴（三一九）

（4）虚证

◇胃阳虚，水饮射肺。二三日呕而咳（一九七）

◇肾虚气逆。咳而下利（二八四）

◇阳虚水饮上犯。其人或咳（三一六）

（5）其他

◇非病变。师因教试令咳（七五）

附：不咳

◇耳聋不闻。……令咳，而不咳者（七五）

◇水不上逆犯肺。若不咳（一九七）

◇内无热邪干肺。若不咳者（一九八）

喘　逆（息高）

（1）表证

◇肺气不宣，寒邪外束。无汗而喘者（三五）

◇表寒外束，肺气被阻。喘而胸满（三六）

◇外寒束表，水气上逆射肺。或喘者（四〇）

◇外寒里水，肺气不宣。咳而微喘（四一）

◇表邪未解，肺气不降。下之微喘者（四三）

◇外寒闭郁，肺气不宣。以水灌之亦喘（七五）

◇表实。无汗而喘者（二三五）

（2）里证

◇水寒射肺。饮水多必喘（七五）

（3）热证

◇邪陷化热，上蒸于肺。喘而汗出者（三四）

◇邪热迫肺，气逆不降。汗出而喘（六三）

◇热伤肺气。腹满微喘（一一一）

◇邪热迫肺。若汗出而喘（一六二）

◇热邪壅肺。腹满微喘（一八九）

◇热极津枯。微喘直视（二一二）

◇热阻气机。腹满而喘（二二一）

（4）虚证

◇阴绝，阳无以依附。喘满者，死（二一〇）

◇肾绝，肺气上脱。息高者，死（二九九）

◇真阳不竭于下复而肺气上脱。反微喘者，死（三六二）

（5）实证

◇实热壅滞，气机不得通降。腹满而喘（二〇八）

◇里实。脉沉而喘满（二一八）

◇燥屎内结，浊气上逆。喘冒不能卧者（二四二）

短　气（少气、不得息）

（1）表证

◇实邪阻肺，汗出不透。其人短气但坐（四八）

（2）里证

◇阳邪陷内，气机被阻。太阳病……短气躁烦（一三四）

◇水饮上攻，肺气不利。干呕短气（一五二）

◇风湿在里，气化失宣。汗出短气（一七五）

（3）热证

◇阳明邪热郁闭。而短气，腹都满（二三一）

（4）虚证

◇中气虚。若少气者（七六）

◇损耗精气。伤寒，阴阳易之为病……少气（三九二）

◇元气伤，津不足。虚羸少气（三九七）

（5）实证

◇邪实于胸。气上冲喉咽不得息者（一六六）

◇实热，气机不降。阳明病……短气（二〇八）

口干渴（口燥、欲饮水、不渴）

（1）热证

◇热邪伤津。发热而渴（六）

◇热盛津伤。大烦渴不解（二六）

◇热邪伤津。或渴（九六）

◇热邪伤津。或渴者属阳明（九七）

◇阳明里热。手足温而渴者（九九）

◇火郁于内。口干（一一一）

◇热实津伤。舌上燥而渴（一三七）

◇邪欲化热。意欲饮水（一四一）

◇热盛伤津。大渴（一六八）
◇热盛伤津。若渴欲饮水，口干舌燥者（二二二）
◇热结于里。欲饮水数升者（一六八）
◇热盛伤津。口燥渴（一六九）
◇里热伤津。渴欲饮水（一七〇）
◇热盛伤津。渴欲饮水（二二三）
◇热盛伤津。汗出多而渴者（二二四）
◇里热上扰。口干鼻燥（二二七）
◇热瘀在里。渴引水浆者（二三六）
◇邪入里化热。不恶寒而渴者（二四四）
◇水热互结，津不上承。咳而呕渴（三一九）
◇上热下寒。厥阴之为病，消渴（三二六）
◇里热。欲饮水者（三七三）
◇少阴热化，灼伤肾阴。少阴病……口燥咽干者（三二〇）
◇少阴热化，燥实内结。少阴病……口干燥者（三二一）

（2）气不化津

◇水停不化。心下有水气……或渴（四〇）
◇蓄水，气化不行。欲得饮水者……微热消渴者（七一）
◇内有蓄水。烦渴者（七二）
◇蓄水，气化不行，水津不布。伤寒，汗出而渴者（七三）
◇气化不行。渴欲饮水，水入则吐（七四）
◇水饮停蓄，津液不上潮。小便不利，渴而不呕（一四七）
◇水饮内停。其人渴而口燥烦，小便不利者（一五六）
◇如兼小便不利，乃停饮蓄水。太阳病……渴者（二四四）
◇气化不行。头痛发热，身疼痛，热多欲饮水者（三八六）

（3）虚证

◇水气不化，津不上承。本渴饮水而呕者（九八）

◇津液劫烁。大渴欲饮水（一〇九）

◇津液不足。弱者必渴（一一三）

◇下后伤阴。欲饮水者（二〇九）

◇胃燥伤津。渴欲饮水，少少与之（二四四）

◇少阴真阳不足，不能蒸化津液上承。少阴病……自利而渴者（二八二）

◇脾不散津，水饮停留。渴欲得水者（理中丸方后注）

（4）阳复向愈

◇寒去欲解。服汤已渴者（四一）

◇阳气初复，津液不能上承。厥阴病，渴欲饮水者（三二九）

◇阳气渐复。下利有微热而渴（三六〇）

◇阴寒渐解，阳气来复。下利脉数而渴者（三六七）

附：不渴

◇无阳明里热证。不渴（六一）

◇水停中焦。不渴者（七三）

◇里气和。不渴（九六）

◇为水寒所伤。反不渴者（一四一）

◇无阳明里热证。不渴（一七四）

◇脾虚寒盛。自利不渴者（二七七）

◇无里热。口中和（三〇四）

◇里寒。霍乱……不用水者（三八六）

呕　吐（附：不呕吐）

（1）里证

◇邪犯太阳，影响胃气顺降。太阳病……呕逆（三）

◇邪传阳明胃。颇欲吐，若躁烦，脉数急者（四）

◇肺气不利，致使胃气上逆。鼻鸣干呕（一二）

◇外邪不解，内迫阳明，上逆于胃。太阳与阳明合病，不下利，但呕者（三三）

◇水停心下，胃气上逆。心下有水气，干呕（四〇）

◇饮水过多，不能化行。水入则吐（七四）

◇邪气留于里。呕不止（一〇三）

◇胃阳格拒。必欲呕（一四〇）

◇水饮内动上干。下利呕逆（一五二）

◇水饮上逆。干呕（一五二）

◇阴邪上逆。少阴病……自欲吐（三〇〇）

◇清浊相干，升降失常。呕吐而利（三八二）

◇霍乱，寒邪在里。既吐且利（三八九）

◇霍乱，寒邪在里。吐利发汗（三九一）

（2）寒证

◇胃气虚寒，浊阴上逆。食谷欲呕（二四三）

◇阴寒气逆，胃失和降。或干呕（三一七）

◇阳气不化，寒饮为犯。干呕者（三二四）

◇阴寒气逆。呕而汗出（三二五）

◇胃寒蛔动。得食而呕（三三八）

◇肝胃寒邪夹浊阴上逆。干呕，吐涎沫（三七八）

◇霍乱，阴寒气盛，阳气虚衰。吐利汗出（三八八）

◇胃气上逆。吐多者（理中丸方后注）

（3）热证

◇湿热壅遏，胃气上逆。若酒客病……得之则呕（一七）

◇内热盛。凡服桂枝汤吐者（一九）

◇热邪内扰，胃气上逆。虚烦不得眠……若呕者（七六）

◇热郁胃逆。心烦喜呕（九六）

◇胆热犯胃。邪高痛下，故使呕也（九七）

◇少阳不和，胆热犯胃。胸胁满而呕（一〇四）

◇阳盛于上。反呕（一一〇）

◇邪转少阳，胆热犯胃。心下温温欲吐（一二三）

◇太阳误下，邪热结于胃。但欲呕……以呕（一二三）

◇少阳胆热犯胃。微呕（一四六）

◇少阳热郁。呕而发热者（一四九）

◇热滞，胃气上逆。若呕者（一七二）

◇胸中有热。欲呕吐者（一七三）

◇热阻于胃。呕不能食（一八五）

◇热邪结于胃脘。伤寒呕多（二〇四）

◇少阳热郁。不大便而呕（二三〇）

◇邪入少阳。干呕不能食（二六六）

◇水热犯胃。咳而呕渴（三一九）

◇痰实在胸。少阴病，饮食入口则吐（三二四）

◇寒热错杂。其人常自吐蛔（三三八）

◇热又深入。若厥而呕（三三九）

◇上焦有热，下焦有寒。若食入口即吐（三五九）

◇邪入少阳，热郁胃逆。呕而发热者（三七九）

（4）虚证

◇阳虚，寒气上逆。吐逆（二九）

◇胃气大虚。水药不得入口（七六）

◇脾胃虚弱。必吐下不止（七六）

◇中焦虚寒。必吐蛔（八九）

◇脾虚失运。本渴饮水而呕者（九八）

◇脾胃虚弱。朝食暮吐（一二〇）

◇胃中虚冷。而反吐者（一二二）

◇胃阳虚。故吐也（一二二）

◇中气虚，浊阴不降。干呕（一五八）

◇胃阳虚寒，水饮上逆。二三日呕而咳（一九七）

◇太阴脾虚。腹满而吐（二七三）

◇下焦阳微，寒邪上逆。欲吐不吐（二八二）

◇寒盛于内，虚阳外脱。复吐利（二八三）

◇阳虚阴盛。少阴病，吐利（二九二）

◇阳虚寒盛，虚阳欲脱。吐利，躁烦，四逆者死（二九六）

◇胃中虚冷。吐利（三〇九）

◇阴盛拒阳。干呕（三一五）

◇肾阳虚，水饮上逆。或呕者（三一六）

◇胃肠虚寒。其人当吐蛔（三三八）

◇里虚寒逆。呕而脉弱（三七七）

◇元气受伤，兼有余热。虚羸少气，气逆欲吐（三九七）

◇中虚不运。呕家（小建中汤方后注）

◇中焦虚寒。与之则呕利而腹痛（白虎加人参汤方后注）

（5）实证

◇胃热邪结。心中痞硬，呕吐而下利者（一六五）

◇痰涎上阻。心中温温欲吐，复不能吐（三二四）

◇霍乱，胃气上逆。吐利（三八三）

◇霍乱，胃失和降。本呕下利者（三八四）

◇痰实中阻。病在膈上必吐（白散方后注）

（6）药物致吐

得吐者（栀子甘草豉汤方后注）

得吐者（栀子豉汤方后注）

得吐者（栀子生姜豉汤方后注）

得吐者（栀子厚朴汤方后注）

得吐者（栀子干姜汤方后注）

得吐者（瓜蒂散方后注）

附：不呕吐

◇邪未入少阳。其人不呕（二三）

◇病不属少阳。不呕（六一）

◇邪犯胸胁，未犯胃腑。或胸中烦而不呕（九六）

◇胃气尚和。渴而不呕（一四七）

◇无少阳病变。不呕不渴（一七四）

◇寒水不上逆。不呕（一九七）

◇邪未内传。不呕（二四四）

◇胃气尚和。其人反能食而不呕（二七〇）

◇霍乱，里和。吐利止（三八七）

◇阳气阴液俱竭。吐已下断（三九〇）

◇药力不够。不吐者（瓜蒂散方后注）

哕（附：噫、干噫）

（1）寒证

◇胃中寒冷。因得哕（三八〇）

（2）热证

◇阳明热郁。有潮热，时时哕（二三一）

（3）实证

◇邪实内结。伤寒哕而腹满（三八一）

（4）虚证

◇中气将败。食谷者哕（九八）

◇胃气败坏。甚者至哕（一一一）

◇胃阳伤败，浊阴上逆。攻其热必哕（一九四）

◇脾虚胃气败伤。与水则哕（二〇九）

◇胃中虚冷，胃失和降。饮水则哕（二二六）

◇胃气已竭。腹满加哕者（二三二）

附：噫、干噫

◇阳气被水气所阻。或噫（四〇）

◇食谷不消，胃气上逆。干噫食臭（一五七）

◇中焦阳虚，痰饮内聚，胃气上逆。噫气不除者（一六一）

唾

◇脾胃虚寒。喜唾，久不了了（三九六）

◇热伤肺络。唾脓血（三五七）

吐 血

◇热伤阳络。吐脓血（一九）
◇火热内攻，灼伤阳络。必咽燥吐血（一一五）
◇热伤肺络。唾脓血（三五七）

不能食（不欲食、不能消谷、不受食）

（1）寒证
◇胃寒。不能食（一九〇）
◇阳明中寒。不能食（一九一）
◇下寒。饥而不欲食，食则吐蛔（三二六）
（2）热证
◇胆热犯胃。嘿嘿不欲饮食（九六）
◇胆热犯胃。嘿嘿不欲饮食（九七）
◇热结于里。口不欲食（一四八）
◇热邪阻胃。不能食（一八五）
◇热伤胃阴。反不能食者（二一五）
◇余热不尽。饥不能食（二二八）
◇热邪阻滞，大便未全燥结。虽不受食（二五一）
◇病转少阳，热邪阻胃。干呕不能食（二六六）

◇阳热内郁。嘿嘿不欲食（三三九）

（3）虚证

◇脾胃虚弱。不能食（九八）

◇胃气已伤。腹中饥，口不能食……不喜糜粥（一二〇）

◇胃阳不足。不能消谷（一二二）

◇胃中虚冷。不能食（一九四）

◇阳明中寒。食难用饱，饱则微烦头眩（一九五）

◇脾胃受伤。腹满不能食（二〇九）

◇胃中虚冷。不能食者（二二六）

◇脾失健运。食不下（二七三）

◇中阳虚衰。当不能食（三三二）

◇胃气败绝。当不能食，今反能食（三三三）

◇胃气未复。今反不能食（三八四）

（4）实证

◇邪逆于上。水浆不下（一五〇）

◇痰涎壅阻。饥不能食者（三五五）

能　食（消谷善饥、欲食、饮食如故）

（1）热证

◇胃中有热。当消谷引食（一二二）

◇胃热。若能食（一九〇）

◇胃热消谷。故能食（一九八）

◇阳明腑实，尚未燥结。若能食者（二一五）

◇胃热。能食者（二二七）

◇血分有热，影响于胃。合热则消谷喜饥（二五七）

◇里热。能食汗止复烦者（甘草附子汤方后注）

（2）虚证

◇胃气受伤。腹中饥（一二〇）

◇胃虚客热乘。欲食冷食（一二〇）

◇中焦虚极。今反能食者（三三二）

（3）胃气和

◇胃无病。饮食如故（一二九）

◇胃气尚强。初欲食（一九二）

◇胃不虚，肠未实。虽能食（二五一）

◇胃气和。其人反能食（二七〇）

◇胃气和。欲得食（三三九）

◇胃气和。硬则能食者愈（三八四）

◇胃气逐渐恢复。颇能食，复过一经能食（三八四）

大便硬（燥屎、大便不硬）

（1）热证

◇热结于里。大便硬（一四八）

◇津伤有热。大便因硬也（二四五）

◇胃热津伤。大便则硬（二四七）

（2）虚证

◇湿困，脾失健运。若其人大便硬，小便自利者（一七四）

◇津液耗伤。此必大便硬故也（二〇三）

◇利后津伤。便必硬……下利后当便硬（三八四）

（3）实证

◇里实热。大便当硬（一〇五）

◇胃实。大便硬（一一〇）

◇湿已化燥成实，转为阳明。大便硬者（一八七）

◇里实热。此大便已硬也（二〇八）

◇里实热。大便微硬者……恐有燥屎……此有燥屎也……必大便复硬而少也（二〇九）

◇阳明津伤，胃肠干燥，里热成实。大便必硬（二一三）

◇腑有热实。胃中必有燥屎五六枚也（二一五）

◇里热实，但未至燥结。但硬耳（二一五）

◇阳明腑实已成。以有燥屎在胃中（二一七）

◇瘀血。屎虽硬，大便反易，其色必黑者（二三七）

◇里热实。胃中有燥屎者……若有燥屎者（二三八）

◇里实热。此有燥屎（二三九）

◇燥热结实。此有燥屎也（二四一）

◇里实热。有燥屎也（二四二）

◇肠中津液减少，但非燥屎。小便数者，大便必硬，不更衣十日，无所苦也（二四四）

◇津伤热结。大便因硬（二五〇）

◇里实热。须小便利，屎定硬（二五一）

◇里实热。有燥屎也（三七四）

附：大便不硬

◇指大便不硬，腑实未成。不硬者（二〇九）

不大便（不更衣、大便难、不通者）

（1）热证

◇里热盛。不大便六七日（五六）

◇热邪归并阳明。口干咽烂，或不大便（一一一）

◇结胸热实，津液耗伤。不大便五六日……从心下至少腹硬满而痛不可近者（一三七）

◇邪热入里。病人不大便五六日（二三九）

◇热邪复聚。大下后，六七日不大便（二四一）

◇津液损伤，非燥屎。不更衣十日，无所苦也（二四四）

◇里热，但未成硬不可攻。若不大便六七日（二五一）

（2）虚证

◇气血两虚。明日又不大便（二一四）

（3）实证

◇损伤津液，邪入阳明。大便难是也（一七九）

◇燥热成实。不更衣（一八一）

◇阳明燥热实。大便难者（一八一）

◇里实初结。若腹大满不通者（二〇八）

◇里实或成燥屎。若不大便六七日（二〇九）

◇津伤成实。不大便（二一二）

◇津伤燥结。大便为难（二一八）

◇里热实。大便难（二二〇）

◇阳明里实。不大便（二三〇）

◇湿热郁滞。病人小便不利，大便乍难乍易（二四二）

◇里实热伏，灼竭津液。大便难（二五二）

◇内有瘀血。不大便者（二五七）

◇燥实内结，腑气不通。腹胀不大便者（三二二）

（4）正气来复

◇转属阳明。欲似大便而反失气（三八四）

下利（不下利、大便溏、下重）

1. 下利

（1）表证

◇邪盛于外，影响于里。太阳与阳明合病者，必自下利（三二）

◇误下，表邪夹里热。桂枝证，医反下之，利遂不止（三四）

（2）里证

◇水渍肠间。或利（四〇）

◇水饮下迫。下利呕逆（一五二）

◇阳气又衰，寒邪复盛。见厥复利（三三一）

◇阴盛于内。下利厥逆（三四四）

◇水饮渗入肠胃。必作利也（三五六）

◇邪气下迫。下利（三六五）

◇霍乱，清浊相干，乱于肠胃。呕吐而利（三八二）

◇霍乱邪入于阴。转入阴必利，本呕下利者（三八四）

（3）寒证

◇里气虚寒。下利清谷者（二二五）

◇寒邪犯中。吐利（三〇九）

◇下寒更甚。利不止（三二六）

◇里寒。下利（三六一）

◇阴寒盛。下利，手足厥冷（三六二）

◇霍乱清浊相干，升降悖逆。吐利者（三八三）

◇寒热错杂。又主久利（三三八）

（4）热证

◇表热夹里寒。此作协热利也（一三九）

◇邪热乘虚内陷。协热利（一四〇）

◇太少合病，热迫肠胃。自下利者（一七二）

◇阳明少阳合病，热迫大肠。必下利（二五六）

◇血分之热灼伤阴络。而下（利）不止，必协热便脓血也（二五八）

◇实热或虚寒。少阴病，下利便脓血者（三〇八）

◇燥实在里，热结旁流。自利清水色纯青（三二一）

◇肠道湿热壅滞。热利下重者（三七一）

◇里热。下利欲饮水者（三七三）

◇燥屎在里，热结旁流。下利谵语者（三七四）

◇热邪。下利后更烦（三七五）

（5）虚证

① 虚寒

◇脾阳虚，水谷不别。必吐下不止（七六）

◇里虚寒。续得下利清谷不止（九一）

◇误下正虚。已而微利……今反利者（一〇四）

◇脾胃虚寒，不能运化。时时下利（一二九）

◇误下正虚，脾胃败绝。下利不止（一五〇）

◇中气虚寒，寒水下迫。其人下利，日数十行（一五八）

◇下焦滑脱不固。下利不止……利不止……利益甚（一五九）

◇胃虚，水气不化。腹中雷鸣，下利者（一五七）

◇外热协里虚。遂协热而利，利下不止（一六三）

◇胃气败绝。利遂不止者死（二〇五）

◇中气虚败，阴气走泄于下。下利者（二一〇）

◇太阴虚寒，寒湿下注。自利益甚（二七三）

◇太阴虚寒。自利不渴者（二七七）

◇中气虚弱。其人续自便利（二八〇）

◇少阴阳虚，津不上承。自利而渴者（二八二）

◇里寒盛而虚阳外脱。咽痛而复吐利（二八三）

◇阳虚于下。咳而下利（二八四）

◇少阴阳虚。下利（二八八）

◇阴盛阳微。吐利（二九二）

◇纯阴无阳危证。恶寒身蜷而利，手足厥冷者（二九五）

◇阳虚寒盛。吐利，躁烦四逆者（二九六）

◇阴阳将离决。少阴病……五六日自利，复烦躁不得卧寐者（三〇〇）

◇脾肾阳虚，下焦滑脱。下利便脓血者（三〇六）

◇虚寒滑脱。下利不止便脓血者（三〇七）

◇阴盛阳虚。少阴病，下利（三一四）

◇阴盛阳虚。下利……利不止（三一五）

◇肾阳虚，水寒溢于内。自下利者……或下利（三一六）

◇阳虚阴盛，真寒假热。下利清谷……身反不恶寒，其人面色赤（三一七）

◇阳虚下陷。下利……必数更衣反少者（三二五）

◇阳气下陷。厥反九日而利（三三二）

◇阴阳竭绝。下利至甚（三四五）

◇阴寒盛，真阳外亡。便发热而利（三四六）

◇阴寒盛于内。七日下利者（三四八）

◇脾肾阳虚，寒盛于里。又下利厥逆而恶寒者（三五三）

◇气虚液脱。泄利不止者（三五七）

◇阳虚寒盛，水谷不运。此欲自利也（三五八）

◇虚寒下利。本自寒下（三五九）

◇虚寒。下利（三六三）

◇脾胃阳虚，水谷不化。下利清谷（三六四）

◇阳微阴盛。下利……下利清谷者（三六六）

◇阳虚寒盛。下利后（三六八）

◇正气极虚。伤寒下利，日十余行（三六九）

◇阴寒内盛。下利清谷（三七〇）

◇脾阳衰微，不能运化水谷。下利腹胀满（三七二）

◇阳虚，津伤液脱。恶寒脉微而复利（三八五）

◇霍乱，中阳失守。吐利汗出（三八八）

◇阴寒内盛，脾肾阳微。既吐且利……下利清谷（三八九）

◇霍乱里寒。吐利，发汗（三九一）

◇水湿偏胜而下趋。下（利）多者（理中丸方后注）

◇中焦虚寒。腹痛利者（白虎加人参汤方后注）

② 虚热

◇少阴热化，热邪下注。少阴病，下利，咽痛……（三一〇）

◇阴虚，水热互结。下利六七日……心烦不得眠者（三一九）

（6）实证

◇胃肠燥实。而反下利……若自下利（一〇五）

◇胃中邪结，升降失调。呕吐而下利者（一六五）

◇下焦气滞。或泄利下重（三一八）

（7）阳气复

◇津液渐复，阳气通达。自下利者（一一〇）

◇脾阳复，祛邪外出。虽暴烦下利日数十行，必自止（二七八）

◇少阴阳复。自下利，脉暴微……虽烦，下利必自愈（二八七）

◇阳复邪却。下利有微热而渴（三六〇）

◇阳气来复。下利脉数而渴（三六七）

（8）服药所致

当微利（桃核承气汤方后注）

得快利（大陷胸汤方后注）

在膈下必利（三物白散方后注）

利过不止（三物白散方后注）

得快下利后（十枣汤方后注）

2. 不下利

◇太阳邪微，但又未入阳明。清便欲自可（二三）

◇表邪犯胃，未犯肠。不下利，但呕者（三三）

◇里气和，阳气回。清便自调者（九一）

◇少阳兼阳明里实。下之以不得利（一〇四）

◇邪无出路。若利止（一三九）

◇少阴病，阳气来复。若利自止……手足温者（二八八）

◇阴液已竭。下利止而头眩（二九七）

◇阴液枯竭，无物可下。或利止脉不出者（三一七）

◇阳气来复，阴邪退舍。伤寒先厥，后发热而利者，必自止（三三一）

◇阳复阴退。先厥后发热，下利必自止（三三四）

◇阳复太过。而利必自止（三三四）

◇虚寒不甚。伤寒六七日不利（三四六）

◇里气和。霍乱自吐下，又利止，复更发热也（三八三）

◇转属阳明。仍不利者（三八四）

◇亡津失血。利止亡血也（三八五）

◇霍乱，里气和。吐利止（三八七）

不利（三物白散方后注）

3. 大便溏（谷不化）

◇药物所致。以承气汤微溏（三〇）

◇脾胃虚寒。病人旧微溏者（八一）

◇热聚于肠。大便反溏（一二三）

◇中焦虚。微溏者（一二三）

◇胃中冷。必大便初硬后溏（一九一）

◇脾虚。此但初头硬后必溏（二〇九）

◇邪虽传阳明，但燥屎未成。大便溏（二二九）

◇热尚未结实。初头硬后必溏（二三八）

◇尚未成燥屎。但初头硬，后必溏（二五一）

◇误攻伤脾。攻之必溏（二五一）

◇脾胃不运。谷不化（一五八）

4. 下重

◇误用柴胡汤，脾虚气陷。后必下重（九八）

◇木邪乘土，气血郁滞。泄利下重（三一八）

◇邪气下迫。下重也（三六五）

◇邪滞下焦。热利，下重者（三七一）

5. 自欲大便

◇津液内竭，待机外导。当须自欲大便（二三三）

便血

（1）热证

◇邪热随瘀血而泄。血自下，下者愈（一〇六）

◇火伤阴络。必清血（一一四）

◇热瘀外泄。下血乃愈（一二四）

◇热陷伤营。必下血（一四〇）

◇邪热迫血妄行。下血谵语者（二一六）

◇血热伤阴络。必协热便脓血也（二五八）

◇邪热迫血妄行。必便血也（二九三）

◇热入下焦。必便脓血（三三四）

◇热伤阴络。其后必便血（三三九）

◇热伤阴络。必便脓血（三四一）

◇血为热蒸。必清脓血（三六三）

◇阳复太过。必清脓血（三六七）

（2）虚证

◇脾肾阳虚。下利便脓血者（三〇六）

◇脾虚寒不统血。便脓血（三〇七）

◇虚寒滑脱。便脓血者（三〇八）

（3）药物所致

◇服药所致。当下血（抵当丸方后注）

（4）当指尿血

◇淋家，伤阴热甚。不可发汗，发汗必便血（八四）

小便利（小便清、小便白、小便自利）

（1）表证

◇邪仍在表，非里热也。小便清者（五六）

（2）热证

◇里热，津液下注。若小便利者（一〇五）

（3）虚证

◇阳虚阴盛。而小便利（一九七）

◇津液下泄，以致津液内竭。小便自利者（二三三）

◇津液减少。小便数者，大便必硬（二四四）

◇里虚阳衰。小便复利（三七七）

◇下焦虚寒。若小便色白者（二八二）

◇肾阳虚，水饮变动不居。或小便利（三一六）

◇元阳大虚。小便复利（三八九）

（4）实证

◇瘀热在里，无水停蓄。小便自利者（一二四）

◇蓄血证。小便自利（一二五）

◇水停中焦。小便利者（一二七）

◇此为蓄血，非蓄水也。今反利者（一二六）

◇津液下泄，里实已成。须小便利，屎定硬（二五一）

（5）邪去正复

◇津液复回。得小便利，必自愈（五九）

◇肺通调水道之机复常。小便利，其病欲解（一〇九）

◇津液尚存。小便利者，其人可治（一一一）

◇湿邪有出路。小便自利者（一七四）

◇脾运恢复，湿从下泄。若小便自利者（一八七）

◇正常无病。小便自可（二二九）

◇脾能转输，湿邪可出。若小便自利者，不能发黄（二七八）

◇热邪已除。小便利，色白者（三三九）

◇脾能转输，水气得化。小便利（桂枝去桂加茯苓白术汤方后注）

◇水邪从尿而去。小便利（牡蛎泽泻散方后注）

◇服药所致。小便当利（茵陈蒿汤方后注）

◇服药所致。小便即利（烧裈散方后注）

遗尿（失溲、小便数）

（1）热证

◇邪热伤及下焦之气。直视失溲（六）

◇热扰神明。谵语遗尿（二一九）

（2）虚证

◇感邪以后，阳气不足。伤寒……小便数（二九）

◇阳虚于下。欲失溲（一一〇）

（3）实证

◇里热。小便数（二五〇）

◇津液减少。小便数者，大便必硬（二四四）

◇胃实。小便当数（一一〇）

◇胃热脾弱。涩则小便数（二四七）

小便不利（小便难、小便少、不尿）

（1）热证

◇三焦不行（热），决渎失职。小便不利（一〇七）

◇湿热。身黄……小便不利（一二五）

◇湿热。小便不利，身必发黄（一三四）

◇湿热。而小便不利者，必发黄（二〇〇）

◇湿热。色黄者，小便不利也（二〇六）

◇少阳邪热壅聚。小便难（二三一）

◇湿热。小便不利……身必发黄（二三六）

◇湿热阻滞。身黄如橘子色，小便不利（二六〇）

（2）虚证

◇脾不转输，水气内阻。小便不利者（二八）

◇脾不转输，水不下行。小便难者（九八）

◇阳虚于下。欲小便不得（一一〇）

◇阴虚，津液亏乏。小便难（一一一）

◇中焦阳虚。小便不利（一九一）

◇中焦气不化。必小便难（一九五）

◇胃气绝。若不尿（二三二）

◇肾阳虚，水不下行。小便不利（三一六）

◇虚寒在里，水并大肠，清浊不别。小便不利，下利不止（三〇七）

（3）津伤

◇津液被夺。小便不利（六）

◇津伤于内。小便难（二〇）

◇亡津液。小便不利（五九）

◇津亏气弱。小便已阴疼（八八）

◇伤津液。小便难也（一八九）

◇津还胃中。今为小便数少（二〇三）

◇津伤有热。小便不利（二二三）

◇津液内亡。病人小便不利（二四二）

◇津液还于胃中。小便少者（二五一）

◇津液损伤。小便必难（二八四）

（4）气化不行

◇水停下焦，气化不行。或小便不利（四〇）

◇气化不行，水停不下。小便不利（七一）

◇三焦气机郁滞。小便不利（九六）

◇蓄水，气化不行。应小便不利（一二六）

◇水停膀胱，气化不行。小便少者（一二七）

◇三焦壅滞，水饮阻留。小便不利（一四七）

◇膀胱气化失司，水饮停留。小便不利（一五六）

◇风湿在里，三焦不利。风湿相搏……小便不利（一七五）

◇水湿郁滞。小便反不利（一九二）

◇水湿不行。小便不利（一九九）

◇气机郁滞，水气不化。或小便不利（三一八）

（五）胸腹症状

结　胸（参阅“类病证”）

胸胁满（胸中窒、胁下满、胁下硬满）

（1）少阳半表半里证

◇邪入少阳，枢机不利，经气受阻。设胸满胁痛者（三七）

◇邪犯少阳，气机不舒。胸胁苦满（九六）

◇邪犯少阳，气机郁滞。或胁下痞硬（九六）

◇邪犯少阳。胁下满（九九）

◇少阳热郁。胸胁满而呕（一〇四）

◇少阳之邪未解。胸胁满不去者（二二九）

◇邪郁少阳。胁下硬满（二三〇）

◇邪犯少阳。胁下硬满（二六六）

（2）邪阻胸胁

◇太阳误下，邪陷于胸，卫阳不能畅达。胸满者（二一）

◇太阳阳明合病，肺气被阻。喘而胸满者（三六）

◇胸中郁热，气机不畅。胸中窒者（七七）

◇太阳误下，热邪内陷。胸满烦惊（一〇七）

◇血室瘀滞，肝之经脉不利。胸胁下满（一四三）

◇水饮内阻。胸胁满微结（一四七）

◇邪结胸胁，经气不利。胸中满而烦者（二六四）

◇热又深入。胸胁烦满（三三九）

（3）虚证

◇脾虚气滞。胁下满痛（九八）

◇利后伤阴，虚热内扰。胸满（三一〇）

胁　痛（两胁拘急）

◇邪入少阳。设胸满胁痛（三七）

◇脾虚，寒湿郁滞。胁下满痛（九八）

◇太阳误下，邪气乘虚内陷。必两胁拘急（一四〇）

◇饮邪积于胸胁。引胁下痛（一五二）

◇阳气虚，饮邪内动。胁下痛（一六〇）

◇少阳邪热，壅滞不通。胁下及心痛（二三一）

痞（参阅“类病证”）

心下满（心下急、心下硬、心下结、心下痞硬、心下支结、胸下结硬）

（1）少阳半表半里

◇邪气内结。心下痞硬者（一四二）

◇邪气犯及少阳。心下支结（一四六）

◇邪犯少阳半表半里。心下硬（一七一）

（2）里证

◇胃气不实，客气上逆。心下硬满者（二〇五）

（3）热证

◇热结气滞，胃中不快。心下急（一〇三）

◇水热相结。心下因硬（一三四）

◇水热互结较重。从心下至少腹硬满（一三七）

◇热结于里。心下满（一四八）

◇水热互结。若心下满而硬痛者（一四九）

◇阳明燥热。烦躁，心下硬（二五一）

（4）实证

◇脾不转输，水气内阻。心下满微痛（二八）

◇寒饮结于心下。心下必结（一三九）

◇三焦气阻，水邪相结。心下硬（一五〇）

◇饮停胸胁，气机壅滞。心下痞硬满，引胁下痛（一五二）

◇痰涎壅滞。心下满而烦（三五五）

（5）虚证

◇中虚，水气上逆。心下逆满（六七）

◇胃中虚，客气上逆。心下痞硬而满（一五八）

◇中虚邪乘，结于膈间。必胸下结硬（二七三）

心下痛（心中结痛、心中疼热、胸中痛）

◇脾不转输，水气内阻。心下满微痛（二八）

◇邪热乘虚，结于心中。心中结痛（七八）

◇太阳病过用吐下，误治所致。而胸中痛……胸中痛

（一二三）

◇水热互结。心下痛（一三五）

◇水热互结。若心下满而硬痛者（一四九）

◇燥实在里。心下必痛（三二一）

◇火性上炎，肝气横逆。心中疼热（三二六）

腹　痛

（1）里证

◇肝胆气郁，横逆犯脾。或腹中痛（九六）

◇肝气郁滞，阳气不通。或腹中痛（三一八）

（2）寒证

◇中焦寒凝气滞。腹中痛（一七三）

◇寒邪凝滞。腹痛（三〇七）

（3）虚证

◇中焦虚寒，气血不足。法当腹中急痛（一〇〇）

◇脾虚寒，阳气不振，气机壅滞。时腹自痛（二七三）

◇脾气受伤，脾虚气滞。因尔腹满时痛者（二七九）

◇寒盛于内。腹痛（三一六）

◇阳衰阴盛，寒凝气滞。或腹痛（三一七）

◇中焦阳虚。腹中痛（三五八）

◇里虚作痛。腹中痛者（理中丸方后注）

◇汗出伤阴。腹中痛（三物白散方后注）

◇中焦虚寒。腹痛利者（白虎加人参汤方后注）

（4）实证

◇实热燥结阻滞。绕脐痛（二三九）

◇热与宿食，结为燥屎。腹满痛者（二四一）

◇里热盛，燥屎内结。腹满痛（二五四）

腹胀满

（1）热证

◇邪热壅滞。心烦腹满（七九）

◇邪热下陷。腹满微喘（一一一）

◇热邪壅聚。腹微满（一二三）

◇湿热郁积。腹微满者（二六〇）

◇阳明邪热。腹满微喘（一八九）

◇里热成实。腹满而喘（二二一）

◇阳明热邪郁闭。腹都满（二三一）

◇里热尚未结实。腹微满（二三八）

（2）虚证

◇脾虚气滞。腹胀满者（六六）

◇脾虚肝乘。腹满（一〇八）

◇寒湿内郁。腹满如故（一九五）

◇脾胃伤。攻之必胀满（二〇九）

◇胃气欲竭，三焦不通，气机壅滞。腹满加哕者不治（二三二）

◇脾虚湿盛。腹满（二七三）

◇阳邪下陷，脾虚气滞。因尔腹满时痛者（二七九）

◇伤中阳。汗出必胀满（三六四）

◇脾阳衰微。腹胀满（三七二　）

◇阳虚寒凝。腹满者（理中丸方后注）

（3）实证

◇水停不化，气机壅滞。其腹必满（一〇九）

◇邪尽内陷。若下之，则腹满（一八九）

◇实热壅滞。腹满而喘……若腹大满不通（一〇九）

◇邪热内盛，胃气不通畅。腹满身重（二一九）

◇热与宿食，结为燥屎。腹满痛者（二四一）

◇热邪内聚，胃气已虚。腹胀满者（三四九）

◇里热炽盛，燥屎内结，气机阻滞。腹满痛者（二五四）

◇阳明腑实，浊气壅滞。腹满不减，减不足言（二五五）

◇少阴热化，燥实内结。腹胀不大便者（三二二）

◇邪实内结。腹满（三八一）

少腹满（小腹硬、少腹急结）

◇水停下焦，气化不行。少腹满（四〇）

◇热结于下。但少腹急结者（一〇六）

◇外邪陷入，与瘀血相结。少腹当硬满（一二四）

◇湿热结滞。身黄……少腹硬，小便不利者（一二五）

◇蓄血。少腹满，应小便不利，今反利者（一二六）

◇实邪内结。从心下至少腹硬满（一三七）

◇阴寒凝结。痛引少腹入阴筋者（一六七）

◇下焦阳虚，寒邪凝聚。小腹满，按之痛（三四〇）

◇里虚。少腹里急（三九二）

腹中雷鸣（腹中转气）

◇寒水下趋。腹中雷鸣（一五八）

◇燥屎已成。腹中转气者（二一四）

气上冲

（1）表证

◇正气未衰，邪犹在表。其气上冲者（一五）

（2）热证

◇邪热上逆。气上撞心（三二六）

（3）虚证

◇中阳虚，水气上逆。气上冲胸（六七）

◇心阳虚，寒气上乘。气从少腹上冲心者（一一七）

◇阳虚饮动。气上冲咽喉（一六〇）

◇阳虚内热。热上冲胸（三九二）

（4）实证

◇痰涎邪实，壅滞气机。气上冲咽喉（一六六）

附：不上冲

◇邪已内陷。若不上冲者，不得与之（一五）

奔　豚（参阅“类病证”）

（六）其他症状

皮肤症状

◇寒热在表。热在皮肤……寒在皮肤（一一）
◇表热久郁。以其不得小汗出，身必痒（二三）
◇久虚，汗欲出不得。其身如虫行皮中状者（一九六）
◇阳虚。脉微而厥，至七八日肤冷（三三八）

如疟状

◇症状与疟疾相似。
如疟状（二三）
若形似疟（二五）
故使如疟状，发作有时（一四四）
又如疟状（二四〇）

月　经

◇热入血室。经水适断者（一四四）

◇月经到来。经水适来（一四三）

◇月经到来。经水适来（一四五）

差　后

◇余热不尽，血气来复。大病差后劳复者（三九三）

◇新愈不久。伤寒差以后（三九四）

◇重病愈后。大病差后（三九五）

◇重病愈后。大病差后（三九六）

◇邪气已解。伤寒解后（三九七）

◇病体新愈。以病新差（三九八）

四、类脉象

浮　脉（附：脉不浮）

（1）表证

◇邪干于表，正气向外抗邪。脉浮（一）

◇卫阳盛于外，营阴弱于内。阳浮而阴弱（一二）

◇寒邪外束，腠理闭塞。脉浮紧（一六）

◇太阳表虚，阳气不足。脉浮（二九）

◇太阳中风，兼阴阳两虚。寸口脉浮而大（三〇）

◇邪仍在表。脉但浮者（三七）

◇风寒表实。脉浮紧（三八）

◇阳气内郁化热。脉浮缓（三九）

◇中风表虚。脉浮弱者（四二）

◇邪仍在表。脉浮（四五）

◇伤寒表实。脉浮紧（四六）

◇伤寒表实。脉浮紧（四七）

◇热盛于表。脉浮数者（四九）

◇伤寒表实。脉浮紧（五〇）

◇正气抗邪达表。脉浮者（五一）

◇太阳表实证。脉浮而数者（五二）

◇伤寒表实。脉浮紧（五五）

◇表邪未尽。脉浮数者（五七）

◇表邪未解。若脉浮（七一）

◇邪尚在表。脉浮数（七二）

◇邪在表。伤寒脉浮（一一二）

◇正气尚能抗邪达表。弱者发热脉浮（一一三）

◇邪盛于表。脉浮热甚（一一五）

◇病邪在表。脉浮（一一六）

◇有力为表邪盛，无力为正气虚。其脉浮大者（一三二）

◇邪盛于表，里无实邪。脉浮而动数（一三四）

◇邪仍在表。脉浮者（一四〇）

◇寒邪在表。脉浮而紧（一五一）

◇伤寒表实。伤寒脉浮，发热无汗（一七〇）

◇风湿在表。脉浮虚而涩者（一七四）

◇表邪未去。脉浮而紧（一八九）

◇表热里寒。脉浮而迟（二二五）

◇三阳合病。脉弦浮大（二三一）

◇余邪有外解之势。脉续浮者（二三一）

◇表邪未解，里证全罢。脉但浮无余证者（二三二）

◇伤寒表实。脉浮，无汗而喘者（二三五）

◇表邪未尽。脉浮虚者（二四〇）

◇中风表虚。寸缓关浮尺弱（二四四）

◇三阳合病。脉浮大，上关上（二六八）

◇由阴转阳。太阴病，脉浮者（二七六）

（2）里证

◇邪在胸中。寸脉微浮（一六六）

◇病涉太阴。脉浮而缓，手足自温（一八七）

◇太阴里虚。伤寒脉浮而缓（二七八）

（3）热证

◇热邪充斥内外。脉阴阳俱浮（六）

◇热在胸中。寸脉浮（一二八）

◇表热内陷伤营。脉浮滑者（一四〇）

◇邪热内陷，壅于心下。其脉关上浮者（一五四）

◇表里俱热。脉浮滑（一七六）

◇热盛于外，邪实于里。阳明病，脉浮而紧者（二〇一）

◇经热炽盛。阳明病……但浮者（二〇一）

◇里热外达，邪实已成。阳明病，脉浮而紧（二二一）

◇上焦热也。若脉浮发热（二二三）

◇气分热炽。脉浮发热，口干鼻燥，能食者（二二七）

◇阳盛阴虚。脉浮而芤（二四六）

◇胃中有热，脾阴不足。趺阳脉浮而涩（二四七）

◇里热盛。虽脉浮数者（二五七）

◇阳复太过。下利，寸脉反浮数（三六三）

◇余热在表。脉浮者（三九四）

◇痰热相结。小结胸病……脉浮滑者（一三八）

（4）虚证

◇阳虚于上。寸脉浮（一二九）

◇太阳表邪兼太阴里虚。脉迟浮弱（九八）

◇无力为正气已虚，有力为表邪未罢。结胸证，其脉浮大者（一三二）

（5）阳复正安

◇表邪已去，正气未全复。脉浮细而嗜卧者（三七）

◇阳气渐回。脉阳微阴浮者（二九〇）

◇阳气来复。厥阴中风，脉微浮（三二七）

附：脉不浮

◇正气不复。厥阴中风……不浮为未愈（三二七）

沉　脉

（1）里证

◇邪已入里。脉微而沉（一二四）

◇瘀热在里。脉沉结（一二五）

◇水热结实。脉沉而紧（一三五）

◇寒邪入里。脉沉紧者（一四〇）

◇邪气在里。脉沉（一四八）

◇阳郁于里。脉虽沉紧（一四八）

◇邪实于里。脉沉而喘满（二一八）

◇病已去表，渐入少阳。脉沉紧者（二六六）

◇阳气内陷于里。大下后，寸脉沉而迟（三五七）

◇邪结在里。下利脉沉弦者（三六五）

◇余热在里。伤寒差以后，更发热……脉沉实者（三九四）

（2）寒证

◇水寒在里。脉沉紧（六七）

◇寒实于里。关脉小细沉紧（一二九）

（3）虚证

◇里阳虚衰。脉沉微（六一）

◇营血不足。脉沉迟者（六二）

◇里虚。脉反沉（九二）

◇少阴里虚。脉细沉数（二八五）

◇少阴阳虚。脉沉者（三〇一）

◇里虚寒。脉沉者（三〇五）

◇少阴虚寒。脉微细沉（三〇〇）

◇阳虚。脉沉者（三二三）

◇里虚寒。脉沉而迟（三六六）

（4）实证

◇饮结中焦。关脉沉（一二八）

◇宿食。脉沉滑者（一四〇）

迟 脉

（1）里证

◇正虚邪陷，邪实于里。动数变迟（一三四）

◇外热去而入里。脉迟身凉（一四三）

◇邪在里成实。阳明病，脉迟（二三四）

（2）寒证

◇表里两虚，阴阳同病。脉迟浮弱（九八）

◇主阴寒证。伤寒脉迟……脉迟为寒（三三三）

（3）虚证

◇营血虚少。假令尺中迟者（五〇）

◇营血不足。脉沉迟者（六二）

◇胃阳虚弱，内有寒邪。阳明病，脉迟……脉迟故也（一九五）

◇里有真寒，外见假热。脉浮而迟（二二五）

◇下后津伤，阳气内陷。寸脉沉而迟（三五七）

◇阳气衰微，寒盛于里。下利脉沉而迟（三六六）

（4）实证

◇燥结成实，气血阻滞。阳明病脉迟（二〇八）

◇饮结膈上，阻遏阳气。脉弦迟者（三二四）

数 脉

（1）表证

◇邪热在表。脉浮数者（四九）

◇表阳气足，抗邪达表。脉浮而数者（五二）

◇余邪未尽，移时复发，病仍在表。脉浮数者（五七）

◇表尚未解。发汗已，脉浮数（七二）

◇风邪在表，里无实邪。数则为虚（一三四）

（2）热证

◇病邪内传。①化热之象；②与脉静对举，言脉有变动。脉数急者为传也（四）

◇胃中虚热。病人脉数……数为客热（一二二）

◇邪热盛于表。脉浮而动数……数则为热（一三四）

◇少阴邪热。脉细数者（一四〇）

◇血热伤络。若脉数不解（二五八）

◇阳复太过，邪热偏盛。后三日脉之，而脉数（三三二）

◇阳复太过，热不得泄。下利，寸脉反浮数（三六三）

（3）虚证

◇阴虚火盛。微数之脉（一一六）

◇中气不足，胃阳虚躁。关上脉细数者（一二〇）

◇胃中寒气内逼，膈气虚而阳上浮。脉乃数也，数为客热（一二二）

◇里虚阴寒。少阴病，脉细沉数（二八五）

（4）实证

◇胃中宿食之实。脉滑而数者（二五六）

◇非表邪不解，为里热成实。病人无表里证，发热七八日，虽脉浮数者（二五七）

◇知非燥屎，内有瘀血。假令已下，脉数不解……至六七日，不大便者（二五七）

（5）阳气来复

◇阳气渐复。下利脉数（三六一）

◇正胜阳复。下利……脉微弱数者（三六五）

◇阳气来复。下利脉数而渴者（三六七）

滑　脉

（1）热证

◇表热内陷伤营。脉浮滑者（一四〇）

◇表里俱热。脉浮滑（一七六）

◇里热炽盛，阳气不达。脉滑而厥者（三五〇）

（2）实证

◇痰热互结。小结胸病……脉浮滑者（一三八）

◇宿食脉。脉沉滑者（一四〇）

◇热实燥结。阳明病……脉滑而疾者（二一四）

◇宿食之实。脉滑而数者（二五六）

涩　脉

（1）表证

◇汗出不彻，外邪郁闭，阳气壅遏。何以知汗出不彻，以脉涩故知也（四八）

（2）寒证

◇寒湿滞经络。脉浮虚而涩者（一七四）

（3）虚证

◇气血不足。伤寒，阳脉涩（一〇〇）

◇阳盛阴绝，热极津枯。若剧者，发则不识人……涩者死（二一二）

◇气血内虚。脉反微涩者（二一四）

◇胃中积热，脾约阴亏，津液不布。趺阳脉浮而涩……涩则小便数，浮涩相搏……（二四七）

◇邪气不盛，正气来复。脉阳微阴涩而长者（二七四）

◇阴血少。尺脉弱涩者（二八六）

◇阴血少，阳气虚。微涩（三二五）

◇里热炽盛，血伤而虚。下利，寸脉反浮数，尺中自涩者（三六三）

◇正气虚弱。其脉微涩者（三八四）

实 脉

（1）表证

◇脉浮有力而盛也，为表邪实。阳脉实（二四五）

（2）热证

◇余热在里。脉沉实者（三九四）

（3）虚证

◇正虚邪实，胃阳将绝。伤寒，下利日十余行，脉反实者，死（三六九）

（4）实证

◇阳明燥实。脉实者（二四〇）

虚 脉

（1）表证

◇表邪未尽，里实未甚。脉浮虚者（二四〇）

◇风邪在表，湿滞经络。风湿相搏……脉浮虚而涩（一七四）

（2）虚证

◇阴血亏虚，不能充盈脉道。脉虚，复厥者（三四七）

长 脉

◇正气来复，邪气将退。阳微阴涩而长者（二七四）

短 脉

◇气血津液消耗殆尽，阴阳行将离决。脉短者，死（二一一）

大 脉

（1）表证

◇阳盛于表，无里热。服桂枝汤，大汗出，脉洪大者（二五）

（2）热证

◇里热炽盛。大汗出后，大烦渴不解，脉洪大者（二六）

◇热盛于里。阳明脉大（一八六）

◇三阳合病，脉大为阳明热盛。脉弦浮大（二三一）

◇三阳合病，阳明热盛。脉浮大，上关上（二六八）

（3）虚证

◇下虚。寸口脉浮而大……大为虚（三〇）

◇有力为表邪盛，无力为正气虚。其脉浮大者（一三二）

（4）实证

◇邪盛病进。脉大者（三六五）

小　脉

◇邪气渐退。少阳脉小者（二七一）

◇寒实于里。关脉小细沉紧（一二九）

洪　脉

（1）表证

◇阳盛于表，因无口渴，故无里热。服桂枝汤，大汗出，脉洪大者（二五）

（2）热证

◇表证已解，里热正盛。大汗出后，大烦渴不解，脉洪大者（二六）

微　脉

（1）表证

◇寸部脉微，病势向外。但阳脉微者（九四）

（2）里证

◇尺部脉微，实邪在里。但阴脉微者（九四）

◇外邪内陷。脉微而沉（一二四）

（3）寒证

◇素有寒饮。心下必结，脉微弱者（一三九）

（4）虚证

◇阴阳俱虚。脉微而恶寒者（二三）

◇阳气虚。脉微弱者（二七）

◇里阳虚弱。若脉微弱，汗出恶风（三八）

◇在里之阳气不足。尺中脉微（四九）

◇阴阳俱虚。脉微细（六〇）

◇里阳虚。脉沉微（六一）

◇阳虚寒盛。若自下利，脉当微厥（一〇五）

◇阴虚火旺。微数之脉（一一六）

◇阳气大虚。脉甚微（一六〇）

◇气血两虚。脉反微涩者（二一四）

◇正虚邪也不盛。脉阳微而汗出少者（二四五）

◇阳气衰弱，阴血不足。脉微细（二八一）

◇阳气虚。脉微（二八六）

◇少阴虚寒。脉微细沉（三〇〇）

◇阳气微弱。下利，脉微者（三一五）

◇阳气大衰，阴寒内盛。脉微欲绝（三一七）

◇气虚血少。下利，脉微涩（三二五）

◇阳虚阴盛。脉微而厥（三三八）

◇阳气衰微。脉微（三四三）

◇正气虚弱。脉微涩（三八四）

◇阳气极虚。脉微而复利（三八五）

◇阴血将亡，阳虚更甚。既吐且利……脉微欲绝者（三八九）

◇阴竭阳亡。吐已下断……脉微欲绝者（三九〇）

（5）正气来复

◇正气来复，邪气有外出之机。脉微缓者（二三）

◇风邪衰退，正复欲解。阳微阴涩而长者（二七四）

◇阳气来复，阴寒消退。自下利，脉暴微，手足反温（二八七）

◇邪气不盛，风邪渐解。脉阳微阴浮者（二九〇）

◇阳气渐复。脉暴出者死，微续者生（三一五）

◇从阴转阳之机。厥阴中风，脉微浮（三二七）

◇邪气衰退，正气渐复。脉微弱数者（三六五）

紧　脉

（1）表证

◇寒邪外束，太阳经气流行不畅。脉阴阳俱紧者（三）

◇寒邪外束，卫阳被遏。若其人脉浮紧（一六）

◇伤寒表实。脉浮紧（三八）

◇伤寒表实。脉浮紧（四六）

◇伤寒表实。脉浮紧（四七）

◇伤寒表实。脉浮紧者（五〇）

◇伤寒表实。伤寒脉浮紧（五五）

◇伤寒表实。脉紧者（一四〇）

◇寒邪在表，误下入里。脉浮而紧……紧反入里（一五一）

◇太阳表实。脉浮而紧（一八九）

（2）寒证

◇水寒在里。脉沉紧（六七）

◇寒实于里，邪结于脏。关脉小细沉紧（一二九）

◇寒邪入里。脉沉紧者（一四〇）

◇里寒内阻。设复紧（三六一）

（3）热证

◇少阳热郁。脉虽沉紧……今头汗出（一四八）

◇紧为弦之属，邪已离表，传入少阳。脉沉紧者（二六六）

（4）虚证

◇阴血伤，脉失养。必额上陷脉急紧（八六）

◇阳气虚衰，阴寒内盛。脉阴阳俱紧，反汗出者（二八三）

◇里寒盛。少阴病，脉紧（二八七）

（5）实证

◇水与热结于心下。结胸热实，脉沉而紧（一三五）

◇胃燥成实。阳明病，脉浮而紧者（二〇一）

◇热盛成实。阳明病，脉浮而紧（二二一）

◇痰食内阻。脉乍紧者……心下满而烦（三五五）

（6）正胜邪却

◇胃气充沛，正能祛邪。脉紧则愈（一九二）

附：脉不紧

◇阳气来复，阴寒消退。脉紧反去者（二八七）

缓　脉

（1）表证

◇风邪中于表卫。脉缓者（二）

◇表寒欲变热。伤寒脉浮缓（三九）

◇中风表虚。寸缓关浮尺弱（二四四）

（2）虚证：

◇阴阳气血虚弱。脉按之来缓，时一止复来者，名曰结（一七八）

◇中虚失运，太阴湿盛。脉浮而缓，手足自温者（一八七）

◇中虚失运，太阴湿盛。脉浮而缓（二七八）

（3）正气来复：

◇邪衰正复。脉微缓者（二三）

弦脉

（1）半表半里证

◇少阳受邪。阴脉弦（一〇〇）

◇热邪入肝。脉弦（一四二）

◇三阳合病。脉弦浮大（二三一）

◇病入少阳。脉弦细，头痛发热者（二六五）

（2）里证

◇表邪内陷，肝胆受病。脉弦者，必两胁拘急（一四〇）

◇邪气下迫。下利，脉沉弦者（三六五）

（3）实证

◇痰饮邪实，气血被阻。少阴病……脉弦迟者（三二四）

（4）正气尚存

◇阴液未尽，尚有生机。脉弦者生（二一二）

弱脉

（1）表证

◇正气尚能达表。弱者发热，脉浮（一一三）

◇中风表虚。寸缓关浮尺弱（二四四）

（2）寒证

◇里有寒饮蓄聚。心下必结，脉微弱者（一三九）

（3）虚证

◇阳虚。脉微弱者（二七）

◇里虚。脉微弱（三八）

◇表虚。脉浮弱者（四二）

◇表里两虚，阴阳同病。脉迟浮弱（九八）

◇阴虚津液不足。其脉不弦紧而弱，弱者必渴（一一三）

◇正气不足。脉弱（二五一）

◇脾胃虚弱。脉弱，其人续自便利（二八〇）

◇阴血少。尺脉弱涩者（二八六）

◇正气虚弱。呕而脉弱（三七七）

（4）正盛邪却

◇邪气衰，阳气回。下利有微热而渴，脉弱者（三六〇）

◇邪气衰退，正盛阳回。下利……脉微弱数者（三六五）

芤　脉

◇阳热盛，阴血虚。脉浮而芤……芤为阴，浮芤相搏……（二四六）

细　脉

（1）半表半里：

◇邪入少阳。脉浮细（二六五）

（2）里证

◇血行不畅，阳气伏郁。脉细者（沉紧而细）（一四八）

（3）寒证

◇寒实于里，邪结于脏。关脉小细沉紧（一二九）

（4）热证

◇少阴邪热。脉细数者（一四〇）

（5）虚证

◇阳气内虚，阴血不足。脉微细（六〇）

◇中气虚。关上脉细数者（一二〇）

◇气血虚少。脉微细（二八一）

◇少阴里虚。少阴病，脉细沉数（二八五）

◇少阴虚寒。少阴病，脉微细沉（三〇〇）

◇血虚寒凝。手足厥寒，脉细欲绝者（三五一）

（6）正气来复

◇表邪将去，正气处在恢复过程中。脉浮细而嗜卧（三七）

动　脉

◇动为阴阳相搏而主痛，与浮数并见，是风邪在表，里无实邪。脉浮而动数（一三四）

促　脉

（1）表证

◇表邪未解。脉促者（三四）

（2）里证

◇邪陷胸中，心阳已伤。脉促，胸满者（二一）

（3）虚证

◇阳为阴阻，不能接续。脉促，手足厥逆（三四九）

（4）实证

◇阳结实邪。其脉促（一四〇）

结　脉

（1）虚证

◇心阴阳俱虚。伤寒脉结代（一七七）

◇阴阳气血虚弱。又脉来动而中止，更来小数，中有还者反动，名曰结（一七八）

（2）实证

◇气血凝滞。脉沉结（一二五）

代　脉

虚证

◇心阴阳俱虚。伤寒脉结代（一七七）

◇阴阳气血虚弱。脉来动而中止，不能自还，因而复动者，名曰代（一七八）

其他脉象

（1）正气来复

◇浮缓浮紧之脉不变，为邪在太阳，未传他经。脉若静者（四）

◇生机尚存。脉自和者（二一一）

◇脉证相符。其脉不负者，为顺（二五六）

◇太溪脉小于趺阳脉，为胃气尚在。少阴负趺阳者（三六二）

◇阳气来复。晬时脉还（三六八）

◇向愈之机。脉平（三九一）

◇病邪已去。病人脉已解（三九八）

（2）寒证

◇阴寒充斥。下利，手足厥冷，无脉者（三六二）

（3）热证

◇病涉少阳，弦脉之象。上关上（二六八）

（4）虚证

◇正气虚，正邪相争，气血被阻。脉阴阳俱停（九四）

◇正气暴虚。脉不至者（二九二）

◇阳气已绝。脉不至（二九八）

◇阴盛拒阳。无脉（三一五）

◇阴液内竭。或利止脉不出者（三一七）

◇气虚于下。下部脉不至（三五七）

◇阳气不复。若脉不还（三六二）

◇阳脱。脉绝（三六八）

◇无根之阳暴露。脉暴出者（三一五）

◇阳脱。脉不还者（三六八）

（5）实证

◇言与阳明之脉相符，属里实。脉调和者，知医以丸药下之……今反和者（一〇五）

◇阳明燥结而未甚。阳明病……脉滑而疾者（二一四）

五、类八纲气血

表

◇表邪。反以桂枝，欲攻其表（二九）

◇表证。表未解也（三四）

◇表证。伤寒表不解（四〇）

◇表证。病在表（五一）

◇指表层。阳气怫郁在表（四八）

◇表证。表证仍在（四六）

◇表证。仍在表也（五六）

◇表证。无表证（六一）

◇表证。有表里证（七四）

◇表证。急当救表……救表（九一）

◇表证。以此表里俱虚……表和故也（九三）

◇表证。表证仍在（一二四）

◇表证。表未解也（一三四）

◇表证。必有表（一四八）

◇表证。表解者……此表解里未和也（一五三）

◇体表。表里俱虚（一五三）

◇表证。表里不解者（一六三）

◇表证。表未解也……当先解表，表解乃可攻痞，解表（一六四）

◇指体表。表里俱热（一六八）

◇表证。其表不解……无表证者（一七〇）

◇指体表。此以表有热（一七六）

◇皮肤腠理疏松。以表虚里实故也（二一七）

◇皮肤腠理疏松。表虚里实（二一八）

◇指体表。表热里寒（二二五）

◇表证。表未解也（二三四）

◇表证。不可攻表（三六四）

◇表证。乃攻其表（三七二）

外

◇表证。外已解也（三七）

◇表证。太阳病，外证未解（四二）

◇表证。外证未解，不可下（四四）

◇表证。浮为在外……故在外，当须解外则愈（四五）

◇一般用语，与“里”相对。卫行脉外（五三）

◇卫气之代称。外不谐（五三）

◇体表症状。先宜服小柴胡汤以解外（一〇四）

◇表证。其外不解者（一〇六）

◇表证。外证未去者（一四六）

◇表证。不得复有外证……半在外也（一四八）

◇表证。外证未除（一六三）

◇外在证，非表证。阳明病外证云何（一八二）

◇表证。此外欲解……外未解也（二〇八）

◇一般用语，与“里”相对。津液外出（二一三）

◇指体表。其外有热（二二八）

◇体表症状。外不解（二三一）

◇体表。里寒外热（三一七）

◇体表。里寒外热（三七〇）

◇体表。其人外气怫郁（三八〇）

◇表证。和解其外（三八七）

◇体表。内寒外热（三八九）

里

◇人体内部。此里虚（四九）

◇里证。知不在里（五六）

◇里证。有表里证（七四）

◇里证。急当救里……救里宜（九一）

◇里证。当救其里（九二）

◇里证。以此表里俱虚……里未和（九三）

◇人体内部。瘀热在里故也（一二四）

◇人体内部。必苦里急也（一二七）

◇人体内部。热结在里（一三六）

◇里证；人体内部。复有里也……亦在里也……悉入在里，此为半在里（一四八）

◇人体内部。紧反入里（一五一）

◇里证。里未和也（一五二）
◇人体内部。表里俱虚（一五三）
◇里证。表里不解者（一六三）
◇人体内部。热结在里……表里俱热（一六八）
◇人体内部。表有热，里有寒（一七六）
◇人体内部。以表虚里实故也（二一七）
◇里证。可攻里也（二〇八）
◇里证。里虚也（二一四）
◇人体内部。沉为在里……表虚里实（二一八）
◇人体内部。表热里寒（二二五）
◇人体内部。以为瘀热在里（二三六）
◇人体内部。为阳绝于里（二四五）
◇人体内部。以寒湿在里（二五九）
◇人体内部。瘀热在里（二六二）
◇里证。病为在里（二八五）
◇人体内部。里寒外热（三一七）
◇人体内部。里有热（三五〇）
◇人体内部。里寒外热（三七〇）
◇里证。先温其里……温里（三七二）
◇人体内部。少腹里急（三九二）

内

◇里证。阳明内结（三〇）
◇里证。内实（一〇五）

◇一般用语，与“外”相对。此为吐之内烦也（一二一）
◇一般用语，与“外”相对。膈内拒痛（一三四）
◇里证。内实（一八一）
◇人体内部。津液内竭（二三三）
◇人体内部。内寒外热（三八九）

寒

◇寒冷。发热恶寒者……无热恶寒者（七）
◇寒冷。发汗则寒栗而振（八七）
◇寒证。病人有寒（八九）
◇寒邪。针处被寒（一一七）
◇寒饮。此本有寒分也（一三九）
◇寒证。寒实结胸（一四一）
◇寒冷。续得寒热（一四四）
◇寒痰之邪。此为胸有寒也（一六六）
◇应为“热”，作热邪解。里有寒（一七六）
◇寒证。表热里寒（二二五）
◇寒邪。以寒湿在里不解故也（二五九）
◇寒证。于寒湿中求之（二五九）
◇寒证。以其脏有寒故也（二七七）
◇寒证。以下焦虚有寒（二八二）
◇寒证。里寒外热（三一七）
◇寒冷。身反不恶寒（三一七）
◇寒邪。若膈上有寒饮（三二四）

◇寒冷。手足寒（三二四）
◇寒证。脉迟为寒（三三三）
◇寒冷。寒多热少（三四二）
◇寒证。若其人内有久寒者（三五二）
◇寒证。本自寒下……寒格（三五九）
◇寒证。里寒外热（三七〇）
◇寒冷。胃中寒冷（三八〇）
◇寒证。寒多不用水者（三八六）
◇寒证。内寒外热（三八九）
◇寒邪。胸上有寒（三九六）
◇寒证。寒者（理中丸方后注）

热

◇热证。发热恶寒……无热恶寒（七）
◇热证。发热恶寒，热多寒少……面色反有热色者（二三）
◇热证。头痛有热者（五六）
◇热邪。以有热也（一〇五）
◇热邪。热结膀胱（一〇六）
◇热邪。大热入胃，胃中水竭（一一〇）
◇热邪。邪风被火热（一一一）
◇发热。脉浮热甚（一一五）
◇热邪。数为热……数为客热（一二二）
◇热邪。以热在下焦（一二四）
◇热邪。瘀热在里故也（一二四）

◇热邪。热入因作结胸（一三一）
◇热证。数则为热（一三四）
◇热邪。结胸热实（一三五）
◇热邪。热结在里（一三六）
◇热邪。其热被劫不得去（一四一）
◇热证。无热证者（一四一）
◇热邪。此为热入血室（一四三）
◇热邪。此为热入血室（一四四）
◇热邪。此为热入血室（一四五）
◇热邪。此非结热（一五八）
◇热邪。热结在里（一六八）
◇热证。表里俱热（一六八）
◇热邪。胸中有热（一七三）
◇热邪。此以表有热（一七六）
◇热邪。此为热入血室（二一六）
◇热证。表热里寒（二二五）
◇热证。心中疼热（三二六）
◇热证。其外有热（二二八）
◇热邪。此为瘀热在里（二三六）
◇热邪。胃气生热（二四六）
◇热邪。必协热便脓血也（二五八）
◇热邪。合热（二五七）
◇热邪。瘀热在里（二六二）
◇热邪。以热在膀胱（二九三）
◇热证。里寒外热（三一七）
◇热邪。此为热气有余（三三二）

◇热邪。彻其热……复除其热（三三三）

◇热证。必发热，前热者（三三五）

◇热证。热亦深……热亦微（三三五）

◇热证。热亦五日……以热五日（三三六）

◇热邪。热少……此热除也（三三九）

◇热证。复热四日……热多者……热不除者（三四一）

◇热证。寒多热少（三四二）

◇热邪。里有热（三五〇）

◇热邪。以有热故也（三六七）

◇热证。里寒外热（三七〇）

◇热邪。热利（三七一）

◇热邪。以有热故也（三七三）

◇非指阳热，是相对寒而言。热多（三八六）

◇热证。内寒外热（三八九）

虚

◇不足。此阴阳俱虚（二三）

◇不足。此里虚（四九）

◇不足。虚则两胫挛（三〇）

◇不足。此内外俱虚故也（六〇）

◇不足。虚故也（六八）

◇不足。虚故也（七〇）

◇不足。此重发汗，虚故如此（七五）

◇不足。以此表里俱虚（九三）

◇不足。阴阳俱虚竭（一一一）
◇虚证。实以虚治（一一五）
◇虚证。追虚逐实（一一六）
◇不足。此胃中虚冷（一二二）
◇不足。数则为虚……胃中空虚（一三四）
◇不足。表里俱虚（一五三）
◇不足。但以胃中虚（一五八）
◇不足。胃中虚冷故也；以其人本虚（一九四）
◇不足。此以久虚故也（一九六）
◇虚证。虚则郑声（二一〇）
◇不足。此表虚里实故也（二一七）
◇不足。表虚里实（二一八）
◇不足。胃中空虚（二二一）
◇不足。若胃中虚冷（二二六）
◇不足。虚故引水自救……以下焦虚有寒（二八二）
◇不足。阳已虚（二八六）
◇不足。虚家亦然（三三〇）
◇不足。下虚故也（三六六）
◇非虚弱，为无实也。为虚烦也（三七五）
◇不足。极虚（三八〇）
◇不足。新虚（三九一）
◇不足。虚羸少气（三九七）
◇不足。遂虚（大青龙汤方后注）
◇不足。诸亡血虚家（瓜蒂散方后注）
◇不足。虚弱家及产妇（桂枝附子去桂加白术汤方后注）

实

◇实证。实也（七〇）

◇实证。实也（一〇四）

◇实证。此为内实也（一〇五）

◇实证。此为实。实以虚治（一一五）

◇实证。追虚逐实（一一六）

◇实邪。结胸热实（一三五）

◇实邪。寒实结胸（一四一）

◇实邪。随其实而取之（一四三）

◇实证。胃家实……胃中燥烦实（一七九）

◇实证。胃家实（一八〇）

◇实邪。内实（一八一）

◇实证。夫实则谵语（二一〇）

◇实邪。随其实而泻之（二一六）

◇实证。以表虚里实故也（二一七）

◇实证。表虚里实（二一八）

◇有力之脉。脉实者（二四〇）

◇实证。此为实也（二五二）

◇不虚。以脾家实（二七八）

◇实邪。大实痛者（二七九）

阴

◇按脉沉取。阴阳俱紧者（三）

◇指尺部之脉。脉阴阳俱浮（六）

◇相对于阳而言。发于阴也……发于阴……阴数六故也（七）

◇营血或尺脉重按。阴弱者（一二）

◇相对于阳而言。阴阳自和者（五八）

◇指里。此阴阳俱虚（二三）

◇指尺脉。脉阴阳俱停……但阴脉微者（九四）

◇按脉沉取。阴脉弦（一〇〇）

◇胃气虚或内无实邪。病发于阴（一三一）

◇代表津液。阴虚小便难，阴阳俱虚竭（一一一）

◇里也。假令纯阴结……阴不得有汗（二四八）

◇里也，虚寒也。阴阳气并竭，无阳则阴独（一五三）

◇阴茎缩入。入阴筋者（一六七）

◇血也。芤为阴（二四六）

◇里也。阳去入阴故也（二六九）

◇里也。三阴当受邪……此为三阴不受邪也（二七〇）

◇按脉沉取。阳微阴涩而长者（二七四）

◇指尺脉。脉阴阳俱紧（二八三）

◇指尺脉。阴浮者（二九〇）

◇相对于阳而言。阴阳气不相顺接（三三七）

◇阴寒。有阴无阳故也（三四六）

◇里也。至阴经上，转入阴必利（三八四）

阳

◇指寸脉或浮取。阴阳俱紧者（三）

◇指寸脉。阴阳俱浮（六）

◇相对于阴而言。发于阳也……发于阳……以阳数七故也（七）

◇寸脉轻按即得。阳浮（一二）

◇表也。此阴阳俱虚（二三）

◇阳气虚。此无阳也（二七）

◇阳气。以复其阳（二九）

◇阳气。亡阳故也……夜半阳气还（三〇）

◇阳气。阳气重故也（四六）

◇阳气。阳气怫郁在表（四八）

◇相对于阴而言。阴阳自和者（五八）

◇指寸脉。脉阴阳俱停（九四）

◇按脉浮取。阳脉涩（一〇〇）

◇热也。两阳相熏灼……阳盛则欲衄（一一一）

◇阳气也。阴阳俱虚竭（一一一）

◇阳气。亡阳（一一二）

◇阳气。令阳气微（一二二）

◇相对于阴而言。无阳证（一三〇）

◇热也。病发于阳（一三一）

◇热也。阳气内陷（一三四）

◇表也。病在阳（一四一）

◇阳气。此为阳微结……为阳微（一四八）

◇表也。阴阳气并竭，无阳则阴独（一五三）

◇阳气。亡其阳（二一一）

◇指太阳、阳明、少阳。三阳合病（二一九）

◇指太阳、阳明。二阳并病（二二〇）

◇脉浮也。脉阳微……阳脉实（二四五）

◇燥热。为阳绝于里（二四五）

◇里热亢盛。浮为阳……其阳则绝（二四六）

◇指太阳、阳明、少阳。三阳合病（二六八）

◇表邪也。此为阳去入阴故也（二六九）

◇指太阳、阳明、少阳。三阳为尽（二七〇）

◇脉浮取。阳微阴涩而长者（二七四）

◇指寸脉。病人脉阴阳俱紧（二八三）

◇阳气。亡阳也（二八三）

◇阳气。亡阳故也。阳已虚（二八六）

◇指寸脉。脉阳微阴浮者（二九〇）

◇阳气。阴阳气不相顺接（三三七）

◇阳气。阳气退（三四二）

◇阳气。有阴无阳故也（三四六）

◇阳气。汗多亡阳（大青龙汤方后注）

气

◇气体。其气上冲者（一五）

◇脏腑功能。胃气不和（二九）

◇邪气。心下有水气（四〇）

◇邪气。心下有水气（四一）

◇邪气。阳气重故也（四六）

◇功能。阳气怫郁在表……阳气怫郁不得越……其人短气但坐（四八）

◇功能。以荣气不足（五〇）

◇功能。荣气和（五三）

◇功能。此卫气不和（五四）

◇气体。气上冲胸（六七）

◇功能。当和胃气（七〇）

◇功能。令胃气和（七一）

◇功能。若少气者（七六）

◇功能。血弱气尽……与正气相搏（九七）

◇邪气。邪气因入（九七）

◇功能。血气流溢（一一一）

◇邪气。火气虽微（一一六）

◇气体。气从少腹上冲心者（一一七）

◇功能。令阳气微、膈气虚（一二二）

◇邪气。客气动膈……阳气内陷（一三四）

◇功能。短气躁烦（一三四）

◇功能。无犯胃气（一四五）

◇气体。但气痞耳（一五一）

◇功能。阴阳气并竭（一五三）

◇邪气。胁下有水气（一五七）

◇邪气。客气上逆（一五八）

◇气体。气上冲喉咽（一六六）

◇邪气。胃中有邪气（一七三）

◇功能。胃气因和（二三〇）

◇气体。气不通（二三一）

◇功能。胃气生热（二四六）

◇功能。以其人胃气弱（二八〇）

◇邪气。被火气劫故也（二八四）

◇邪气。此为有水气（三一六）

◇功能。知胃气尚在（三三二）

◇邪气。此为热气有余（三三二）

◇功能。阴阳气不相顺接（三三七）

◇功能。阳气退（三四二）

◇气体。若转气下趣少腹者（三五八）

◇功能。其人外气怫郁（三八〇）

◇邪气。从腰以下有水气者（三九五）

◇功能。虚羸少气（三九七）

◇气体。气逆欲吐（三九七）

◇功能。脾胃气尚弱（三九八）

血

◇血液。血少故也（五〇）

◇血液。血弱气尽（九七）

◇血液。血气流溢（一一一）

◇血液。血散脉中……血难复也（一一六）

◇瘀血。为无血也……血证谛也（一二五）

◇瘀血。为有血也（一二六）

◇血液。此为热入血室（一四三）

◇血液。此为热入血室……其血必结（一四四）

◇血液。此为热入血室（一四五）

◇血液。下血谵语者，此为热入血室（二一六）

◇瘀血。必有蓄血……本有久瘀血（二三七）

◇瘀血。有瘀血（二五七）

◇血液。必动其血（二九四）

◇血液。此亡血（三四七）

◇津血。利止亡血也（三八五）

◇血液。诸亡血虚家（瓜蒂散方后注）

六、类预后

疾病当愈

◇正气恢复。风家，表解而不了了者，十二日愈（一〇）

◇正胜邪却。自愈者……使经不传则愈（八）

◇邪弱正胜。为欲愈也（二三）

◇阳气回。故知病可愈（三〇）

◇寒水邪去。此寒去欲解也（四一）

◇邪随衄去。自衄者愈（四七）

◇津液自和。当自汗出乃解……自汗出愈（四九）

◇营卫调和。荣卫和则愈（五三）

◇营卫和。发汗则愈（五四）

◇阴阳自和。必自愈（五八）

◇津液恢复。必自愈（五九）

◇胃中津复。令胃气和则愈（七一）

◇表气和，邪随汗解。冒家汗出自愈（九三）

◇邪热去。下者愈（一〇六）

◇肺气正常，营卫和谐，水道通调。自汗出，小便利，其病欲解（一〇九）

◇津液得复。此为欲解也（一一〇）

◇正气充实。欲自解者……故知汗出解（一一六）

◇正气尚能达表。解之当汗出愈（一一三）

◇攻下或自下后邪热已去。下血乃愈（一二四）

◇正能驱邪外出。此为欲解也（一四〇）

◇热随血去。必自愈（一四五）

◇腑气通畅。得屎而解（一四八）

◇外水不入，内水得化。忍之一日乃愈（一五六）

◇阴气生，而阴阳气平。脉紧则愈（一九二）

◇胃气复。利止者愈（二〇五）

◇外邪入里成实。此外欲解（二〇八）

◇热从外泄。濈然汗出则愈（二一六）

◇腑实热得去。下之愈（二一七）

◇腑实热得去。下之则愈（二二〇）

◇正能胜邪。身濈然汗出而解（二三〇）

◇表开邪去。发汗则愈（二三五）

◇泻下实邪，胃气调和。和之愈（二五〇）

◇胃气调和。胃和则愈（二六五）

◇邪气不盛。欲已也（二七一）

◇正气来复。为欲愈（二七四）

◇阴阳渐趋平衡。为欲解也，必自愈（二八七）

◇风邪去，阳气回。为欲愈（二九〇）

◇阳渐来复，阴渐消退。脉微浮为欲愈（三二七）

◇阴津得充，阳自不亢。少少与之愈（三二九）

◇胃气尚在。必愈（三三二）

◇胃气恢复。期之旦日夜半愈（三三二）

◇阴阳平衡。不厥者自愈……故知自愈（三三六）

◇热除阴复，胃气和。其病为愈（三三九）
◇阳复。其病当愈（三四一）
◇邪去阳回。今自愈（三六〇）
◇阳气得通。今自愈（三六一）
◇正能祛邪。必郁冒汗出而解（三六六）
◇阳复。今自愈（三六七）
◇邪去正复。脓尽自愈（三七六）
◇因势利导。利之即愈（三八一）
◇胃气复。十三日愈（三八四）
◇胃气和。能食者愈（三八四）
◇经气再周之期。过之一日当愈（三八四）
◇减食胃和。损谷则愈（三九八）
◇阳回寒去。但可温之，当愈（白虎人参汤方后注）
◇水气得去。则愈（桂枝去桂加茯苓白术汤方后注）
◇邪去正复。复服汗出便愈（柴胡桂枝干姜汤方后注）
◇正胜邪却。汗出愈（麻黄升麻汤方后注）
◇营卫调和，表邪去。若一服汗出病瘥（桂枝汤方后注）

病势估计

◇本经当旺之时。太阳病，欲解时，从巳至未上（九）
◇本经当旺之时。阳明病，欲解时，从申至戌上（一九三）
◇本经当旺之时。少阳病，欲解时，从寅至辰上（二七二）
◇本经当旺之时。太阴病，欲解时，从亥至丑上（二七五）
◇本经当旺之时。少阴病，欲解时，从子至寅上（二九一）

◇本经当旺之时。厥阴病，欲解时，从丑至卯上（三二八）

◇内热盛者。凡服桂枝汤吐者，其后必吐脓血（十九）

◇有邪不出。未欲解也（二三）

◇邪随汗去。汗出必解（二五）

◇对病势估计准确。后如师言（三〇）

◇热邪不去。未欲解也（七八）

◇津液未亡。小便利者，其人可治（一一一）

◇胃气尚在。易愈（一五三）

◇津复。故知大便不久出……故知不久必大便也（二〇三）

◇阴生阳长。不死（二一一）

◇正气尚在。脉弦者生（二一二）

◇木不克土。其脉不负者，为顺也（二五六）

◇脾阳复，邪气尽。必自止（二七八）

◇脾阳复，驱邪外出。腐秽当去故也（二七八）

◇阳气复。可治（二八八）

◇阳气复。欲去衣被者，可治（二八九）

◇少阴阳复。不死（二九二）

◇阳复。脉……微续者生（三一五）

◇阳气未复。不浮为未愈（三二七）

◇阳愈虚，阴愈盛。其病为进（三四二）

◇正气仍可奋起抗邪。为顺也（三六二）

◇正气复。为欲自止（三六五）

◇正胜阳复。不死（三六五）

◇阳复。手足温者生（三六八）

◇邪有出路。一宿腹减，黄从小便去也（茵陈蒿汤方后注）

难　治

◇灼伤津液。再逆促命期（六）

◇中阳衰败，正虚邪实。难治（一二九）

◇中土已败。难治（一五三）

◇阴阳失调，气血虚弱。得此脉者，必难治（一七八）

◇里虚。为难治（二一四）

◇阳亡于下，阴竭于上。为难治（二九四）

◇阴盛阳脱。为难治（三四八）

◇阴阳错杂。为难治（三五七）

◇阳气将脱。难治（三七七）

死　证

◇正气虚脱不支。下之则死（一三二）

◇正不胜邪，真气散乱。烦躁者亦死（一三三）

◇阴阳气结。此名脏结，死（一六七）

◇胃气败绝。攻之利遂不止者死（二〇五）

◇正气上脱或下泄。直视谵语，喘满者死，下利者亦死（二一〇）

◇血虚津竭。脉短者，死（二一一）

◇阴尽。涩者死（二一二）

◇胃气已竭。若不尿，腹满加哕者不治（二三二）

◇纯阴无阳。少阴病……不治（二九五）

◇阳虚欲脱。吐利，躁烦四逆者，死（二九六）

◇阴竭阳脱。下利止而头眩……死（二九七）

◇阳气已绝。脉不至，不烦而躁者死（二九八）

◇肾、肺气绝。息高者，死（二九九）

◇阴盛阳脱。自利，复烦躁不得卧寐者死（三〇〇）

◇无根之阳将脱。脉暴出者死（三一五）

◇胃气败绝。此名除中，必死（三三三）

◇阳气已绝。厥不还者，死（三四三）

◇阳脱阴盛。发热，下利厥逆，躁不得卧者，死（三四四）

◇阴阳离绝。下利至甚，厥不止者，死（三四五）

◇阴盛亡阳。其人汗出不止者，死（三四六）

◇更伤津血而虚脱。脉虚复厥者……下之死（三四七）

◇肾气先绝。反微喘者，死（三六二）

◇阳脱。脉不还者，死（三六八）

◇胃阳绝，真脏脉见。脉反实者，死（三六九）

◇正气重虚。不可治也（三八四）

病　程（日数）

伤寒一日（四）

伤寒二三日（五）

太阳病三日（一六）

得之八九日（二三）

十日已去（三七）

八九日不解（四六）
初得病时（四八）
病常自汗出者（五三）
不大便六七日（五六）
半日许复烦（五七）
六七日不解（七四）
伤寒五六日（七八）
伤寒五六日（九六）
得病六七日（九八）
伤寒四五日（九九）
伤寒二三日（一〇二）
过经十余日……后四五日（一〇三）
伤寒十三日不解（一〇四）
伤寒十三日，过经谵语者（一〇五）
伤寒八九日（一〇七）
太阳病二日……十余日，振栗（一一〇）
一二日吐之者（一二〇）
三四日吐之者（一二〇）
过经十余日（一二三）
太阳病六七日（一二四）
伤寒六七日（一三五）
伤寒十余日（一三六）
不大便五六日（一三七）
太阳病二三日……四日复下之（一三九）
五日谵语不止（一四二）
得之七八日（一四三）

妇人中风七八日（一四四）

伤寒六七日（一四六）

伤寒五六日（一四七）

伤寒五六日（一四八）

伤寒五六日（一四九）

八九日心下痞硬（一六〇）

七八日不解（一六八）

伤寒八九日（一七四）

病有得之一日……虽得之一日（一八三）

二日自止（一八四）

初得病时（一八五）

伤寒三日（一八六）

至七八日（一八七）

二三日呕而咳（一九七）

若不大便六七日（二〇九）

不大便五六日，上至十余日（二一二）

伤寒四五日（二一八）

病过十日（二三一）

病人不大便五六日（二三九）

六七日不大便（二四一）

不更衣十日（二四四）

太阳病三日（二四八）

得病二三日……至四五日……至六日……不大便六七日（二五一）

伤寒六七日（二五二）

至六七日（二五七）

伤寒七八日（二六〇）

伤寒六七日（二六九）

伤寒三日（二七〇）

伤寒三日（二七一）

至七八日（二七八）

五六日自利而渴者（二八二）

至七八日自下利（二八七）

少阴病，八九日（二九三）

少阴病六七日（二九九）

至五六日自利（三〇〇）

少阴病，始得之（三〇一）

得之二三日……以二三日无里证（三〇二）

得之二三日以上（三〇三）

得之一二日（三〇四）

二三日至四五日（三〇七）

少阴病二三日（三一一）

二三日不已，至四五日（三一六）

下利六七日（三一九）

得之二三日（三二〇）

少阴病六七日（三二二）

始得之（三二四）

发热六日，厥反九日……后三日脉之……本发热六日，厥反九日复发热三日，并前六日，亦为九日……后三日脉之而脉数（三三二）

伤寒脉迟，六七日（三三三）

一二日至四五日（三三五）

厥五日，热亦五日。设六日……厥终不过五日，以热五日（三三六）

至七八日肤冷（三三八）

数日（三三九）

伤寒发热四日，厥反三日，复热四日……四日至七日（三四一）

伤寒厥四日，热反三日，复厥五日（三四二）

伤寒六七日（三四三）

伤寒六七日不利（三四六）

伤寒五六日（三四七）

七日下利者（三四八）

伤寒六七日（三五七）

伤寒四五日（三五八）

却四五日……十三日愈（三八四）

七、类治法

（一）八　法

汗　法

1. 原文明训法

（1）应汗

◇太阳病表未解。当以汗解（四二）

◇表证未解。此当发其汗（四六）

◇太阳初病。发其汗（四八）

◇表热。法当汗出而愈（四九）

◇营卫不和。先其时发汗则愈（五四）

◇表邪。当须发汗（五六）

◇表已解。伤寒发汗已解（五七）

◇太阳表未解。发汗后（七一）

◇太阳表未解。发汗已（七二）

◇太阳病在表。发汗（八二）

◇病在表。本发汗（九〇）

◇表急于里。若先发汗（九〇）

◇病邪在表。解之当汗出愈（一一三）

◇病在表。应以汗解之（一四一）

◇表邪。已发汗（一四七）

◇病在表。发汗（一六一）

◇太阳表不解。发其汗（一八五）

◇阳明兼太阳表实。发汗则愈（二三五）

◇转属阳明。发汗不解（二四八）

◇表寒虽去，中气亦虚。伤寒发汗已，身目为黄（二五九）

◇少阴感寒。微发汗（三〇二）

◇霍乱有表邪。吐利发汗（三九一）

◇余热在表。以汗解之（三九四）

（2）宜汗

◇表实。宜以汗解之（五〇）

◇病在表。宜以汗解（一一六）

◇表邪未尽，里实未甚。宜发汗（二四〇）

（3）可汗

◇太阳表不罢。如此可小发汗（四八）

◇表邪。可发汗（五一）

◇表邪。可发汗（五二）

◇余邪在表。可更发汗（五七）

◇太阴兼邪在表。可发汗（二七六）

（4）再汗

◇汗出不彻，阳郁。更发汗则愈（四八）

（5）发汗不当

◇太阳坏病。太阳病三日，已发汗（一六）

◇表邪未解，阳气已虚。发汗，遂漏不止（二〇）

◇虚其表。因复发汗（九三）
◇虚其表阳。太阳病，医发汗（一五三）
◇伤津亡阳，阴邪内盛。发汗多（二一一）

2. 方剂体现法

◇邪在肌表，营卫不和。桂枝汤主之（一二）
◇太阳表虚。桂枝汤主之（一三）
◇太阳表虚。宜桂枝汤（四二）
◇太阳表虚。宜桂枝汤（四四）
◇太阳表虚。宜桂枝汤（四五）
◇营卫不和。宜桂枝汤（五三）
◇营卫不和。宜桂枝汤（五四）
◇病邪在表。宜桂枝汤（五六）
◇伤寒汗后，余邪未尽。宜桂枝汤（五七）
◇表不解。宜桂枝汤（九一）
◇营卫不和。宜桂枝汤（九五）
◇表未解。宜桂枝汤（一六四）
◇表虚。宜桂枝汤（二三四）
◇表邪未尽。宜桂枝汤（二四〇）
◇太阳病邪在表。宜桂枝汤（二七六）
◇表未解。宜桂枝汤小和之（三八七）
◇表不和。宜桂枝汤（三七二）
◇表未解。与桂枝汤（二五）
◇表未解。服桂枝汤（二八）
◇邪仍在表。可与桂枝汤（一五）
◇太阳中风。与桂枝汤则愈（二四）
◇表不解，阳气伤，寒气上逆。与桂枝加桂汤（一一七）

◇太阳误下，内有实邪。桂枝加大黄汤主之（二七九）

◇太阳中风，兼肺气不利。桂枝汤加厚朴杏子佳（一八）

◇邪犹在表，肺气逆喘。桂枝加厚朴杏子汤主之（四三）

◇太阳病经输不利。桂枝加葛根汤主之（一四）

◇表证误下，胸阳被遏。桂枝去芍药汤主之（二一）

◇表证误下，阳气已虚。桂枝去芍药加附子汤主之（二二）

◇表邪未解，水气内停。桂枝去桂加茯苓白术汤主之（二八）

◇寒邪外束，阳气不伸。麻黄汤主之（三五）

◇寒邪外束，阳气不伸。麻黄汤主之（四六）

◇伤寒表实。麻黄汤主之（五五）

◇表寒外束，肺气被阻。宜麻黄汤（三六）

◇表寒实。宜麻黄汤（五一）

◇表寒外束。宜麻黄汤（五二）

◇阳明病兼太阳表实，宜先解表。宜麻黄汤（二三五）

◇病仍在表。与麻黄汤（三七）

◇太阳表寒未解。与麻黄汤（二三二）

◇表邪郁久，病势已解。宜桂枝麻黄各半汤（二三）

◇表邪仍在，邪轻正弱。宜桂枝二麻黄一汤（二五）

◇表邪郁内，热轻寒重。宜桂枝二越婢一汤（二七）

◇外有表邪，内有湿热。麻黄连轺赤小豆汤主之（二六二）

◇寒邪外束，阳气轻虚。麻黄附子甘草汤微发汗（三〇二）

◇寒邪外束，阳气内虚。麻黄细辛附子汤主之（三〇一）

◇表寒里热，表里俱实。大青龙汤主之（三八）

◇表寒里热，表里俱实。大青龙汤主之（三九）

◇表有寒邪，里有水饮。小青龙汤主之（四〇）

◇表有寒邪，里有水饮。小青龙汤主之（四一）

◇寒邪外束，经输不利。葛根汤主之（三一）

◇二阳受邪，邪盛于表，影响于里。葛根汤主之（三二）

◇表邪不得外解，影响于胃。葛根加半夏汤主之（三三）

◇风寒外束，热郁咽中。半夏散及汤主之（三一三）

3. 汗法禁慎

◇阴阳俱虚。不可更发汗（二三）

◇正气虚弱。不可发汗（二七）

◇里虚。不可发汗（四九）

◇血少。不可发汗（五〇）

◇阴液不足。不可发汗（八三）

◇下焦蓄热，津液素亏。不可发汗（八四）

◇气血已伤。不可发汗（八五）

◇阴血不足。不可发汗（八六）

◇阴血亏损。不可发汗（八七）

◇阳气本虚，重发汗，必致阴阳两虚。汗家，重发汗（八八）

◇更伤胃阳。病人有寒，复发汗（八九）

◇太少两阳并病。慎不可发汗（一四二）

◇少阳发汗，必伤胃阴。少阳阳明者发汗（一七九）

◇亡其阳，阳更虚。发汗多，若重发汗者（二一一）

◇邪已传里。而反发其汗（二一八）

◇三阳合病，邪热充斥内外上下。发汗则谵语（二一九）

◇病不在表，误汗伤胃津。少阳不可发汗（二六五）

◇病在里。少阴病……不可发汗（二八五）

◇阳气不足。少阴病……不可发汗（二八六）

◇阳虚于下，阴涸于上。少阴病，但厥无汗，而强发之必动其血（二九四）

◇热厥，汗之更伤阴。厥应下之，而反发汗者（三三五）

◇里虚寒。下利清谷，不可攻表（三六四）

4. 发汗要适当

◇表实失汗，热邪壅遏。不发汗（五五）

覆令一时许，遍身漐漐微似有汗者益佳，不可令如水流漓，病必不除（桂枝汤方后注）

覆取微似汗（麻黄汤方后注）

取微似汗（大青龙汤方后注）

◇汗不如法，邪入里化热。汗先出不彻，因转属阳明（一八五）

覆令微似汗（枳实栀子豉汤方后注）

下　法

1. 原文明训法

（1）应下

◇里急于表。若先下之（九〇）

◇里实。复下之（九三）

◇里实。下之而解（九四）

◇里实热。当以汤下之（一〇五）

◇瘀热结于少腹。下血乃愈（一二四）

◇水热互结。下之则和（一三一）

◇腑实内结，燥屎已成。下之（二一五）

◇表虚里实。须下者，过经乃可下之（二一七）

◇表解里实。下之愈（二一七）

◇里实。下之则愈（二二〇）

◇阳明里实。下之（二二八）

◇下焦有瘀血与热相结。下之（二三七）

◇阳明里实。下之（二三八）

◇阳明腑实。大下后（二四一）

◇内实燥屎。腹满不减……当下之（二五五）

◇阳明少阳合病，胃有宿滞。当下之（二五六）

◇热邪深入，阳气内郁。厥应下之（三三五）

◇余热在里。以下解之（三九四）

（2）可下

◇表已解，阳明腑实。可下之（二五七）

（3）宜下

◇阳明燥实。宜下之（二四〇）

（4）急下

◇腑热炽盛，灼竭津液。大便难……急下之（二五二）

◇阳明热实，津伤便硬。发热汗多者，急下之（二五三）

◇津液外夺，燥屎内结。腹满痛者，急下之（二五四）

◇伏热在里，灼伤胃阴。少阴病……口燥咽干者，急下之（三二〇）

◇热化成实，热结旁流。少阴病，自利清水……急下之（三二一）

◇热化成实，灼伤肾阴。少阴病六七日，腹胀不大便者，急下之（三二二）

（5）可攻

◇表解里实。可攻里也（二〇八）

◇阳明燥屎已成。乃可攻之（二〇九）

◇胃中有燥屎。可攻（二三八）

◇里实热。乃可攻之（二五一）

2. 方剂体现法

◇表邪已解，里实已成。大承气汤主之（二〇八）

◇阳明腑实，邪实正虚。大承气汤主之（二一二）

◇腑实内结，燥屎已成。宜大承气汤（二一五）

◇表邪已解，燥结成实。宜大承气汤（二二〇）

◇表解里实。宜大承气汤（二一七）

◇表邪已解，燥结成实。宜大承气汤（二三八）

◇下后邪聚成实。宜大承气汤（二四一）

◇燥屎内结，腑气阻滞。宜大承气汤（二四二）

◇里热成实，燥屎已成。宜大承气汤（二五一）

◇热邪伏里，灼竭津液。宜大承气汤（二五二）

◇汗多津伤，燥结便硬。宜大承气汤（二五三）

◇误汗伤津，燥屎内结。宜大承气汤（二五四）

◇里实。宜大承气汤（二五五）

◇胃中有宿食。宜大承气汤（二五六）

◇少阴热化成实，热结旁流。宜大承气汤（三二一）

◇伏热在里，灼伤肾阴。宜大承气汤（三二〇）

◇少阴热化，腑气壅塞。宜大承气汤（三二二）

◇里热上犯。与承气汤（五六）

◇胃腑热实。可与大承气汤（二〇九）

◇阳明腑实。与大承气汤（二四〇）

◇里热盛，但未成燥屎。小承气汤主之（二一三）

◇里热盛，但未成燥坚。小承气汤主之（二一四）

◇里实热，热结旁流。宜小承气汤（三七四）

◇里虽实满，燥结不甚。可与小承气汤（二〇八）

◇试探燥屎成否。少与小承气汤（二〇九）

◇津液受伤，气滞结热。与小承气汤（二五〇）

◇下后再成燥实。以小承气汤（二〇九）

◇燥热在里，但胃犹未虚，肠未成实。以小承气汤少少与微和之（二五一）

◇里实热。调胃承气汤主之（一〇五）

◇燥热盛于里。调胃承气汤主之（二四八）

◇里实。宜调胃承气汤（九四）

◇胃热。与调胃承气汤（二九）

◇胃中津液损伤，化热化燥。与调胃承气汤（七〇）

◇胃津伤结成实热。与调胃承气汤（一二三）

◇胃实热郁。可以调胃承气汤（二〇七）

◇里热内结。以承气汤微溏（三〇）

◇表邪已解，下焦热盛血瘀。宜桃核承气汤（一〇六）

◇津伤有热之便硬。麻子仁丸主之（二四七）

◇瘀血在下焦。抵当汤主之（一二四）

◇蓄血身黄。抵当汤主之（一二五）

◇素有瘀血与热相结。宜抵当汤（二三七）

◇血热成瘀。宜抵当汤（二五七）

◇下焦蓄血。宜抵当丸（一二六）

◇阳热与水相结。大陷胸汤主之（一三四）

◇水热郁蒸。大陷胸汤主之（一三六）

◇津液重伤，表邪内陷。大陷胸汤主之（一三七）

◇下后邪陷与水饮相结。大陷胸汤主之（一四九）

◇病位较高的水热互结。宜大陷胸丸（一三一）

◇水饮停聚胸胁。十枣汤主之（一五二）

◇水寒互结。三物白散亦可服（一四一）

◇阳明津伤便硬。宜蜜煎导而通之（二三三）

3. 下法禁慎

◇阴阳俱虚。不可……更下（二三）

◇表寒外束，肺气被阻。不可下（三六）

◇表邪。下之为逆（四四）

◇太阳病不罢。不可下（四八）

◇阳气虚衰，寒湿凝聚。不可攻也（一三〇）

◇表虚。不可下，下之则死（一三二）

◇虚其中气。伤寒发汗，若吐、若下（一六一）

◇太少并病。慎勿下之（一七一）

◇阳明病表邪未解，慎下。阳明中风……若下之（一八九）

◇热结在胸不在腹。伤寒呕多……不可攻之（二〇四）

◇胃气不实，客气上逆。不可攻之（二〇五）

◇虽里热盛，但无燥结。不可攻之（二〇六）

◇燥屎未成。若不转矢气者……不可攻之（二〇九）

◇热未结实。初头硬，后必溏，不可攻之（二三八）

◇寒湿在里。身目为黄……不可下也（二五九）

◇病在半表半里。少阳中风……不可吐下（二六四）

◇少阴病，阳不足，阴血虚。阳已虚……复不可下之（二八六）

◇邪实于胸。不可下也（三二四）

◇上热下寒。下之，利不止（三二六）

◇虚寒或亡血。诸四逆厥者，不可下之（三三〇）

◇阴血亏虚。脉虚复厥者，不可下（三四七）

和　法

1. 原文明训法

◇表不解，和其营卫。小和之（三八七）

◇里和而表未解。和解其外（三八七）

2. 方剂体现法

◇火逆复下，心阳受伤。桂枝甘草龙骨牡蛎汤主之（一一八）

◇伤寒误下，火热灼津。桂枝去芍药加蜀漆牡蛎龙骨救逆汤（一一二）

◇上热下寒，正虚阳郁。麻黄升麻汤主之（三五七）

◇邪在半表半里，枢机不利。小柴胡汤主之（九六）

◇气血不足，腠理不固，正邪相持不下。小柴胡汤主之（九七）

◇三阳合病，枢转少阳，使邪从外解。小柴胡汤主之（九九）

◇邪在半表半里，枢机不利。小柴胡汤主之（一〇〇）

◇热入血室，邪与血搏。小柴胡汤主之（一四四）

◇邪入厥阴转出半表半里。小柴胡汤主之（三七九）

◇差后余热未尽。小柴胡汤主之（三九四）

◇邪传少阳。与小柴胡汤（三七）

◇正气较弱，邪在少阳。复与柴胡汤（一〇一）
◇邪在少阳。先与小柴胡汤（一〇三）
◇邪在少阳。可与小柴胡汤（一四八）
◇邪气未离少阳。复与柴胡汤（一四九）
◇少阳未罢。与小柴胡汤（二二九）
◇邪郁少阳，胃气不和。可与小柴胡汤（二三〇）
◇少阳之邪未解。与小柴胡汤（二三一）
◇太阳少阳并病。与小柴胡汤（二六六）
◇少阳之邪未解。先宜服小柴胡汤以解外（一〇四）
◇邪在少阳，肠有燥屎。柴胡加芒硝汤主之（一〇四）
◇邪在少阳，里有实热。大柴胡汤主之（一六五）
◇邪在少阳，里有实热。与大柴胡汤（一〇三）
◇邪在少阳，里有实热。与大柴胡汤（一三六）
◇邪入少阳而太阳之邪不罢。柴胡桂枝汤主之（一四六）
◇邪陷少阳，水饮未化。柴胡桂枝干姜汤主之（一四七）
◇邪热入里，虚实互见。柴胡加龙骨牡蛎汤主之（一〇七）
◇肝气郁结，阳郁于里。四逆散主之（三一八）
◇热痞兼表阳虚。附子泻心汤主之（一五五）
◇寒热互结，气滞于中。宜半夏泻心汤（一四九）
◇胃虚食滞，水气不化。生姜泻心汤主之（一五七）
◇胃气重虚，客气上逆。甘草泻心汤主之（一五八）
◇上热下寒。干姜黄芩黄连人参汤主之（三五九）
◇邪气阻滞于中，寒热分据上下。黄连汤主之（一七三）
◇胃虚而浊气不降。旋覆代赭汤主之（一六一）
◇寒热错杂，土虚木克。乌梅丸主之（三三八）

温　法

1. 原文明训法

◇里虚寒。当温之（二七七）

◇阳气大虚，阴寒极盛。脉沉者，急温之（三二三）

◇阳虚，痰饮在膈上。少阴病……当温之（三二四）

◇气血俱虚，中阳不运。当温其上（三二五）

◇虚寒在里。下利腹胀满，身体疼痛者，先温其里（三七二）

◇胸上有寒。喜唾……温之（三九六）

2. 方剂体现法

◇发汗太过，阳虚液脱。桂枝加附子汤主之（二〇）

◇表邪误下，阳气已虚。桂枝去芍药加附子汤主之（二二）

◇中焦阳虚，水气上逆。茯苓桂枝白术甘草汤主之（六七）

◇心阳虚，水气上犯。茯苓桂枝甘草大枣汤主之（六五）

◇大汗亡阳。四逆汤主之（二九）

◇损伤心阳。桂枝甘草汤主之（六四）

◇表热里寒，先救里寒。四逆汤主之（二二五）

◇血虚寒滞，气血运行不畅。当归四逆汤主之（三五一）

◇血虚寒滞，胃素有寒。宜当归四逆加吴茱萸生姜汤（三五二）

◇阴盛阳虚。四逆汤主之（三五四）

◇阴盛阳虚。四逆汤主之（三七七）

◇亡阴亡阳证。四逆汤主之（三八八）

◇里真寒，外假热。四逆汤主之（三八九）
◇里虚寒。宜四逆汤（九一）
◇里阳虚。宜四逆汤（九二）
◇里虚寒。宜四逆汤（二七七）
◇阳气大虚，阴寒极盛。宜四逆汤（三二三）
◇阳虚，寒饮不化。宜四逆汤（三二四）
◇里虚寒。宜四逆汤（三七二）
◇阳虚脱液。四逆加人参汤主之（三八五）
◇阴阳两虚。茯苓四逆汤主之（六九）
◇阴盛格阳，真寒假热。通脉四逆汤主之（三一七）
◇阴寒内盛，逼阳外越。通脉四逆汤主之（三七〇）
◇阴竭阳亡。通脉四逆加猪胆汁汤主之（三九〇）
◇阳气将亡。干姜附子汤主之（六一）
◇阴盛格阳，真寒假热。白通汤主之（三一四）
◇阳气微，阳为阴拒。与白通汤（三一五）
◇阴盛格阳。白通加猪胆汁汤主之（三一五）
◇里虚寒证。理中丸主之（三八六）
◇病后虚寒。宜理中丸（三九六）
◇设为中阳受伤。医以理中与之（一五九）
◇阳虚。作甘草干姜汤与之（二九）
◇阳虚。更饮甘草干姜汤（三〇）
◇里寒夹表热。桂枝人参汤主之（一六三）
◇阳虚水犯。真武汤主之（八二）
◇脾肾阳虚，水气不化。真武汤主之（三一六）
◇阳虚阴盛。附子汤主之（三〇四）
◇阳气虚弱，阴凝气滞。附子汤主之（三〇五）

◇风湿留着，风去湿存。（桂枝附子汤）去桂加白术汤主之（一七四）

◇风湿相搏。甘草附子汤主之（一七五）

◇胃中虚寒。吴茱萸汤主之（二四三）

◇胃虚肝逆，浊阴上犯。吴茱萸汤主之（三〇九）

◇肝胃寒邪，浊阴上逆。吴茱萸汤主之（三七八）

◇脾肾阳虚，肠胃虚寒。桃花汤主之（三〇六）

◇肠胃虚寒，下焦不固。桃花汤主之（三〇七）

◇下焦滑脱不固。赤石脂禹余粮汤主之（一五九）

清　法

方剂体现法

◇热邪迫肺，气逆作喘。可与麻黄杏仁甘草石膏汤（六三）

◇热邪迫肺，气逆作喘。可与麻黄杏仁甘草石膏汤（一六二）

◇表寒不解，内有郁热。服文蛤散（一四一）

◇余热内扰胸中。栀子豉汤主之（七六）

◇热壅胸中，窒塞不通。栀子豉汤主之（七七）

◇热邪乘虚，结于心下。栀子豉汤主之（七八）

◇邪热在胸膈。栀子豉汤主之（二二一）

◇余热未去，留于胸膈。栀子豉汤主之（二二八）

◇余热未尽，郁于胸中。宜栀子豉汤（三七五）

◇胸中少气，余热内扰。栀子甘草豉汤主之（七六）

◇余热不尽，胃气上逆。栀子生姜豉汤主之（七六）

◇病后余热，气血未复。枳实栀子豉汤主之（三九三）
◇邪热在胸，气滞于腹。栀子厚朴汤（七九）
◇胸膈有热，腹中有寒。栀子干姜汤（八〇）
◇湿热郁蒸，热邪偏重。栀子柏皮汤主之（二六一）
◇湿热瘀里。茵陈蒿汤主之（二三六）
◇湿热郁积在里。茵陈蒿汤主之（二六〇）
◇邪热传里，里热气逆。葛根黄芩黄连汤主之（三四）
◇无形热邪聚于心下。大黄黄连泻心汤（一五四）
◇热邪聚于心下。宜大黄黄连泻心汤（一六四）
◇太少合病，邪热内迫。与黄芩汤（一七二）
◇邪热在里，胃气不降。黄芩加半夏生姜汤主之（一七二）
◇热滞下焦，下迫于肠。白头翁汤主之（三七一）
◇里热炽盛，下迫于肠。白头翁汤主之（三七三）
◇表里俱热。白虎汤主之（一七六）
◇三阳合病，阳明热甚。白虎汤主之（二一九）
◇热伏于里，热深厥深。白虎汤主之（三五〇）
◇里热伤津。白虎加人参汤主之（二六）
◇热盛于里，伤津较重。白虎加人参汤主之（一六八）
◇里热炽盛，气液两伤。白虎加人参汤主之（一六九）
◇里热津伤。白虎加人参汤主之（一七〇）
◇邪热炽盛，津液耗损。白虎加人参汤主之（二二二）
◇胃虚津伤，余热未除。竹叶石膏汤主之（三九七）
◇少阴客热。可与甘草汤（三一一）
◇少阴肺气不宣，客热不解。与桔梗汤（三一一）
◇少阴阴虚。猪肤汤主之（三一〇）

消　法（包括利法）

1. 原文明训法

◇邪实内滞。利之即愈（三八一）

◇津伤胃燥。少阳阳明者，发汗利小便已（一七九）

2. 方剂体现法

◇水停中焦。茯苓甘草汤主之（七三）

◇水饮阻遏胸中阳气。当服茯苓甘草汤（三五六）

◇表邪未解，水气不化。五苓散主之（七一）

◇表邪未解，水蓄下焦。五苓散主之（七二）

◇水蓄上焦，气化不行。五苓散主之（七三）

◇水蓄下焦，气化不行。五苓散主之（七四）

◇水蓄下焦，津液不行。五苓散主之（一五六）

◇表里受邪，开阖失司。五苓散主之（三八六）

◇水停不化。宜五苓散（二四四）

◇水停不化。与五苓散（一四一）

◇阴虚有热，水气不利。猪苓汤主之（二二三）

◇阴虚兼水热互结。猪苓汤主之（三一九）

◇脾虚气滞。厚朴生姜半夏甘草人参汤主之（六六）

◇痰火互结于咽部。苦酒汤主之（三一二）

◇腰以下积水为肿。牡蛎泽泻散主之（三九五）

补　法

方剂体现法

◇阴血不足，筋脉失养。更作芍药甘草汤与之（二九）

◇阴血不足，筋脉失养。重与芍药甘草汤（三〇）

◇阳虚阴亦不足。芍药甘草附子汤主之（六八）

◇脾胃受伤。桂枝加芍药汤主之（二七九）

◇少阳兼里虚寒。先与小建中汤（一〇〇）

◇里虚中气不足。小建中汤主之（一〇二）

◇损伤营血。桂枝加芍药生姜各一两人参三两新加汤主之（六二）

◇心血不足，心阳不振。炙甘草汤主之（一七七）

◇阴虚阳亢，心肾不交。黄连阿胶汤主之（三〇三）

◇心气虚于上，阴液竭于下。与禹余粮丸（八八）

吐　法

1. 原文明训法

◇表邪解，中阳虚。若吐（一六一）

◇胸中痰阻。当吐之（一六六）

◇邪实于胸。当吐之（三二四）

◇痰涎壅阻胸中。当须吐之（三五五）

◇邪实于里。吐利发汗后（三九一）

◇邪实于里。吐利发汗（三九一）

2. 方剂体现法

◇痰涎壅于胸中。宜瓜蒂散（一六六）

◇痰涎壅于胸中。宜瓜蒂散（三五五）

3. 吐法禁慎

◇阴阳俱虚。不可……更吐也（二三）

◇少阳病。不可吐下（二六四）

◇阳虚，膈上寒饮。不可吐也（三二四）

（二）误治

误汗（汗不得法）

◇邪热更盛，津液损伤。若发汗已，身灼热者，名风温（六）

◇太阳坏病。太阳病三日，已发汗……仍不解者，此为坏病（一六）

◇表邪未去，阳气已虚。太阳病，发汗，遂漏不止（二〇）

◇大汗亡阳。伤寒……若重发汗（二九）

◇津液亡失。凡病，若发汗……（五八）

◇津液重伤。大下之后，复发汗（五九）

◇阴阳俱虚。下之后，复发汗（六〇）

◇阳气虚衰。下之后，复发汗（六一）

◇伤耗营血。发汗后，身疼痛，脉沉迟（六二）

◇损伤心阳。发汗过多，其人叉手自冒心（六四）

◇汗后阳虚，水气上犯。发汗后，其人脐下悸者（六五）

◇脾胃气伤。发汗后，腹胀满者（六六）

◇阳气益虚。发汗则动经（六七）

◇阳虚阴不足。发汗，病不解，反恶寒者（六八）

◇阴阳两虚。发汗若下之……烦躁者（六九）

◇阳虚阴亦不足。发汗后，恶寒者（七〇）

◇胃中津液受损。发汗后，大汗出……烦躁不得眠，欲得饮水者（七一）

◇心阳虚。以重发汗虚故如此（七五）

◇津伤。发汗后（七五）

◇胃气大虚。发汗后，水药不得入，为逆。若更发汗（七六）

◇余热内扰。发汗吐下后，虚烦不得眠（七六）

◇热郁胸膈。发汗，若下之，而烦热，胸中窒者（七七）

◇阳虚不能制水，水气上泛。太阳病发汗……其人仍发热，心下悸，头眩，身瞤动（八二）

◇津伤热炽，迫血妄行。发汗必便血（八四）

◇津液受伤，筋脉失养。汗出则痓（八五）

◇阴液重伤，筋脉失濡养。汗出，必额上陷脉急紧（八六）

◇气血虚微。亡血家……发汗则寒栗而振（八七）

◇阴阳两损，心气失养。汗家重发汗（八八）

◇阳气亡失，里寒更甚。病人有寒，复发汗（八九）

◇虚其表而里不和。本先下之而反汗之（九〇）

◇表里之气俱虚。太阳病，先下而不愈，因复发汗（九三）

◇热炽津枯。太阳病二日……反熨其背而大汗出（一一〇）

◇气血受伤。太阳病中风，以火劫发汗（一一一）

◇表邪不解。烧针令其汗（一一七）

◇阳气微，膈气虚。此以发汗（一二二）

◇津液重伤，表邪内陷。太阳病，重发汗而复下之（一三七）

◇热邪入于肝经。太阳与少阳并病……发汗则谵语（一四二）

◇徒虚表阳而病不解。太阳病，医发汗，遂发热恶寒（一五三）

◇表邪乘虚内陷。伤寒大下后，复发汗，心下痞……（一六四）

◇肠胃津伤。少阳阳明者，发汗利小便已（一七九）

◇津液亏损，胃中干燥。太阳病，若发汗……因转属阳明（一八一）

◇邪转阳明。发其汗，汗先出不彻（一八五）

◇津伤胃燥。阳明病，本自汗出，医更重发汗（二〇三）

◇津伤阳亡，心气内乱。发汗多，若重发汗者……谵语，脉短者死（二一一）

◇表虚里实。脉沉而喘满……而反发其汗（二一八）

◇津液外泄，里热愈炽。三阳合病……发汗则谵语（二一九）

◇津愈伤，热愈炽。若发汗则躁（二二一）

◇津液大伤。阳明病，自汗出，若发汗（二三三）

◇津亡于外，阳绝于内。因发其汗，出多者，亦为太过（二四五）

◇津液受伤，热邪入里。太阳病……若发汗后，微烦，小便

数，大便因硬者（二五〇）

◇津液外夺。发汗不解（二五四）

◇中气虚。伤寒发汗已（二五九）

◇津伤热盛。少阳不可发汗，发汗则谵语（二六五）

◇阴伤热扰。若已吐下发汗温针，谵语（二六七）

◇阳未复而阴已伤。以强责少阴汗也（二八四）

◇伤其阳，竭其阴。少阴病，但厥无汗，而强发之（二九四）

◇阴液更伤，热邪上攻。厥应下之，而反发汗者（三三五）

◇中阳虚，失其转运。下利清谷，不可攻表，汗出必胀满（三六四）

◇损伤中阳，胃中寒冷。以发其汗，因得哕（三八〇）

误吐

◇表邪不解，徒伤其里。太阳病三日……若吐（一六）

◇亡津液。凡病……若吐（五八）

◇损伤脾胃之阳，中虚水气上逆。若吐若下后，心下逆满，气上冲胸（六七）

◇余热内扰胸中。发汗吐下后，虚烦不得眠（七六）

◇脾胃气虚。太阳病……以医吐之过也。一二日吐之者……三四日吐之者……以医吐之所致也（一二〇）

◇胃津伤，里热炽。太阳病吐之……此为吐之内烦（一二一）

◇津液不足，气血已亏。伤寒吐下后（一六〇）

◇津液被夺，热结在里。伤寒，若吐若下后（一六八）

◇津液受伤。伤寒，若吐若下后不解，不大便五六日（二一二）

◇原有实热，胃气又虚。伤寒吐后，腹胀满者（二四九）

◇津液受伤，热邪入里。太阳病，若吐下若发汗后（二五〇）

◇气血伤耗。少阳中风……吐下则悸而惊（二六四）

◇阴伤热扰。若已吐、下、发汗、温针，谵语（二六七）

◇脾气内陷。伤寒本自寒下，医复吐下之（三五九）

◇损伤中阳，极度虚弱。伤寒大吐大下之（三八〇）

误　下

◇津液被夺。风温为病……若被下者，小便不利，直视失溲（六）

◇邪扰在表，正气未衰。太阳病，下之后，其气上冲者（一五）

◇此为坏病。太阳病三日……若下，若温针，仍不解者（一六）

◇心阳伤，邪气陷。太阳病，下之后，脉促，胸满者（二一）

◇表邪不解，水气内停。服桂枝汤，或下之，仍头项强痛……小便不利者（二八）

◇损伤胃肠。桂枝证，医反下之，利遂不止（三四）

◇表邪不解，里气上逆。太阳病，下之微喘者（四三）

◇表邪不去，徒伤里气。若下之，身重，心悸者（四九）

◇下法不当，可亡津液。凡病……若下（五八）

◇伤津液。大下之后（五九）

◇虚其里。下之后（六〇）

◇致阳虚。下之后（六一）

◇中阳虚，水气上逆。若吐若下后，心下逆满，气上冲胸……（六七）

◇病转少阴，内虚阴液。若下之，病仍不解，烦躁者（六九）

◇余热未尽，郁扰胸膈。发汗吐下后，虚烦不得眠（七六）

◇热邪壅于胸中。发汗若下之，而烦热，胸中窒者（七七）

◇热邪乘虚，结于心中。大下之后，身热不去，心中结痛者（七八）

◇邪热在胸，气滞于腹。伤寒下后，心烦腹满（七九）

◇虚其肠胃，胸膈有热。医以丸药大下之，身热不去，微烦者（八〇）

◇下之为逆。本发汗而复下之（九〇）

◇脾胃受伤。伤寒，医下之，续得下利清谷不止（九一）

◇虚其里。太阳病，先下而不愈（九三）

◇重虚胃气。得病六七日……医二三之下（九八）

◇损伤正气。凡柴胡汤病证而下之（一〇一）

◇病邪留积于里。太阳病，过经十余日，反二三下之（一〇三）

◇丸药力缓，留中不去。知医以丸药下之（一〇四）

◇丸药力缓，留中不去。知医以丸药下之（一〇五）

◇邪热内陷。伤寒八九日，下之，胸满烦惊（一〇七）

◇里气已虚。火逆下之（一一八）

◇阳邪内陷，与饮相结。病发于阳而反下之，热入因作结胸（一三一）

◇胃气愈伤，气结心下。病发于阴而反下之，因作痞也（一三一）

◇表邪未解。以下之太早故也（一三一）

◇表邪乘虚内陷，表未解也。医反下之……（一三四）

◇伤津邪陷。太阳病，重发汗而复下之（一三七）

◇邪气内陷。太阳病二三日……此本有寒分也。反下之（一三九）

◇脾胃之阳受损。四日复下之（一三九）

◇邪气欲解。太阳病下之，其脉促，不结胸（一四〇）

◇水饮内阻。已发汗而复下之，胸胁满微结……（一四七）

◇热邪陷入与水饮相结。柴胡汤证具，而以他药下之……若心下满而硬痛者（一四九）

◇三焦气阻，水道不行，邪与水结。太阳少阳并病，而反下之，成结胸（一五〇）

◇外邪陷于里。脉浮而紧，而复下之（一五一）

◇虚其里，表邪内陷。太阳病……因复下之，心下痞（一五三）

◇邪陷成痞。本以下之，故心下痞（一五六）

◇虚其肠胃，表邪乘虚内陷。伤寒中风，医反之下，其人下利日数十行……（一五八）

◇胃气更虚。谓病不尽，复下之（一五八）

◇中虚邪陷。伤寒，服汤药，下利不止，心下痞硬（一五九）

◇下焦滑脱。复以他药下之，利不止（一五九）

◇津液损伤。伤寒，吐下后……虚烦，脉甚微（一六〇）

◇表解而中阳气虚。伤寒发汗，若吐，若下，解后，心下痞硬（一六一）

◇邪热迫肺。下后……汗出而喘，无大热者（一六二）

◇表邪内陷。太阳病，外证未除，而数下之（一六三）

◇表邪乘虚内陷。伤寒大下后，复发汗，心下痞（一六四）

◇津液被夺。伤寒若吐、若下后（一六八）

◇津液亏损。太阳病，若发汗，若下（一八一）

◇引邪内陷。阳明中风……若下之（一八九）

◇胃败气逆。阳明病，不能食，攻其热必哕（一九四）

◇湿邪内郁。此欲作谷瘅，虽下之，腹满如故（一九五）

◇胃气不实，误攻脾胃受损，邪气内陷。阳明病，心下硬满者……攻之利遂不止者死（二〇五）

◇脾胃损伤。初头硬，后必溏……攻之必胀满不能食也（二〇九）

◇津液受伤。伤寒，若吐若下后，不解（二一二）

◇表虚里实。下之若早，语言必乱（二一七）

◇阴竭阳无所附。三阳合病……下之则额上生汗，手足逆冷（二一九）

◇胃虚，客气乘虚，扰于胸膈之间。若下之（二二一）

◇下之过早，余热未除。阳明病下之（二二八）

◇热邪复聚，燥屎又结。大下后，六七日不大便（二四一）

◇表邪乘虚入里。太阳病……但心下痞者，此以医下之也（二四四）

◇津液受伤，热邪入里。太阳病，若吐、若下、若发汗

后……大便因硬者（二五〇）

◇气血津伤。少阳中风……不可吐下，吐下则悸而惊（二六四）

◇已成坏病。本太阳病，不解，转入少阳……若已吐、下、发汗、温针，谵语（二六六、二六七）

◇中焦愈虚，客气乘虚结于膈间。太阴之为病……若下之（二七三）

◇邪陷太阴。本太阳病，医反下之，因尔腹满时痛者（二七九）

◇上热未去，下寒更甚。厥阴之为病……下之利不止（三二六）

◇阴血亏虚。不结胸，腹濡，脉虚复厥者……下之，死（三四七）

◇阳气虚衰。若大下利而厥冷者（三五四）

◇表邪内陷，中气大伤，阳气被郁。伤寒六七日，大下后（三五七）

◇脾气内陷，阴寒格阳。伤寒本自寒下，医复吐下之，寒格（三五九）

◇中阳极虚。伤寒大吐大下之（三八〇）

误　火

◇两阳熏灼，热伤津血。风温为病……若被火者……若火熏之（六）

◇表邪不解，徒伤津液。太阳病三日，已发汗……若温针

（一六）

◇大汗亡阳。伤寒……若重发汗，复加烧针者（二九）

◇火邪乘虚入胃，热炽津亏。太阳病二日，反躁，反熨其背而大汗出（一一〇）

◇气血受伤。太阳病中风，以火劫发汗（一一一）

◇阳气散乱。伤寒脉浮，医以火迫劫之（一一二）

◇阴虚火炽。形作伤寒……被火，必谵语（一一三）

◇火热灼津。太阳病，以火熏之（一一四）

◇寒束于外，火攻于内，热不外泄，火气上炎。脉浮热甚，而反灸之……实以虚治，因火而动（一一五）

◇邪无出路，热炎愈盛。脉浮……用火灸之……因火而盛……名火逆也（一一六）

◇表邪不解，损伤心阳。烧针令其汗（一一七）

◇心阳受伤。火逆下之，因烧针烦躁者（一一八）

◇损营血而动心气。太阳伤寒者，加温针（一一九）

◇火邪内迫，汗后阳虚。太阳病……复加烧针（一五三）

◇两阳熏灼，热邪更盛。阳明病被火（二〇〇）

◇热扰心神。阳明病……若加温针（二二一）

◇阴伤热扰。转入少阳者……若以吐下发汗温针（二六七）

◇阳未复而阴已伤。少阴病……被火气劫故也（二八四）

误利小便

◇肠胃津伤而燥。少阳阳明者，发汗利小便已（一七九）

◇津液亏损，胃中干燥。太阳病，若发汗，若下，若利小便

（一八一 186）

附:《伤寒贯珠集》类法

（一）太阳篇

太阳正治法第一

（1）太阳病脉证

◇太阳病提纲（一）

◇太阳中风（二）

◇太阳伤寒（三）

（2）桂枝汤脉证

◇太阳中风，营卫不和（一二）

◇桂枝汤主治证，头痛发热，汗出恶风（一三）

◇太阳表证未解（四二 四四）

◇卫气不固自汗（五三）

◇卫气不和发热自汗（五四）

◇营弱卫强（九五）

（3）桂枝汤禁

◇太阳伤寒证（一六）

◇酒客多湿热者（一七）

◇内热盛者（一九）

（4）麻黄汤脉证

◇太阳伤寒，寒邪外束于表（三五）

◇病邪在表，脉浮（五一）

◇表阳充足，营血不虚之太阳表实证（五二）

◇太阳伤寒表实证（四六）

◇太阳伤寒自衄愈（四七）

◇太阳伤寒表实证（五五）

◇太阳病，十日以后邪仍在表者（三七）

（5）合病证治

◇表寒外束，肺气闭塞，宜麻黄汤（三六）

◇邪盛于外，影响于里，下利，葛根汤主之（三二）

◇表病内干肠胃，但呕，葛根加半夏汤主之（三三）

◇在表之邪，内迫于里下利，与黄芩汤；呕者，黄芩加半夏生姜汤主之（一七二）

◇热邪弥漫三焦，白虎汤主之（二一九）

◇三阳合病，少阳证见（二六八）

◇辨伤寒受病阴阳不同（七）

（6）太阳病愈时日及欲解之候与传经之证

◇太阳病七日以上，正气来复，可自愈（八）

◇太阳病欲解时（九）

◇风家表解，正复自愈（一〇）

◇正气充实，祛邪自解（一一六）

◇凭脉辨伤寒传与不传（四）

◇脉证未变，其病未传（五）

太阳权变法第二

（1）不可发汗例

◇阴液不足咽干（八三）

◇下焦蓄热，津液素亏，小便淋漓（八四）

◇疮家气血已伤（八五）

◇衄家阴液不足（八六）

◇阴血极度亏损（八七）

◇汗家卫阳不固（八八）

◇素有里寒，胃阳不足（八九）

◇里虚禁火，脉浮当汗（一一三）

◇太阳病尺中脉微，里阳不足者（四九）

◇太阳病尺中脉迟，血少者（五〇）

（2）桂枝二越婢一汤脉证

◇太阳表邪未解，内有微热（二七）

（3）桂枝麻黄各半汤脉证

◇表邪日久不解，邪微而正气弱（二三）

（4）大青龙汤脉证

◇表寒里热，表里俱实（三八）

◇脉缓身重无少阴证（三九）

（5）小青龙汤脉证

◇表寒外束，水饮内阻（四〇）

◇外寒里饮，服用小青龙汤口渴者，为向愈之机（四一）

（6）十枣汤证治

◇水饮停聚胸胁（一五二）

（7）五苓散证治

◇中风水逆（七四）

（8）表实里虚，四逆汤先救里

◇表证脉反沉宜先救里（九二）

（9）阳微先汗阴微，先下随脉施治

◇凭脉测知太阳病振栗，汗出而解（九四）

（10）伤寒里虚，法先补里

◇伤寒里虚，心中悸而烦，小建中汤主之（一〇二）

◇心血不足，心阳不振，脉结代心动悸，炙甘草汤主之（一七七）

（11）结阴代阴脉法

◇结代脉的特征及预后（一七八）

太阳斡旋法第三

（1）服桂枝汤后证治

◇表邪太甚，药不胜病而烦（二四）

◇表邪不解，阳盛于外，再与桂枝汤；如邪轻而正弱，宜桂枝二麻黄一汤（二五）

◇表邪虽去，但津伤里热，白虎加人参汤主之（二六）

◇水气内停，表亦未解（二八）

◇阴阳两虚者，先与甘草干姜汤复阳，再用芍药甘草汤复阴；若阳复胃热，少与调胃承气汤；大汗亡阳，四逆汤主之（二九）

◇解释上条（三〇）

（2）发汗后脉证治法

◇表邪未解，表阳已虚，用桂枝加附子汤（二一）

◇汗伤营血，身体疼痛，用桂枝新加汤（六二）

◇过汗损伤心阳，用桂枝甘草汤主之（六四）

◇重发汗后阳虚耳聋（七五）

◇误汗阳虚水泛，真武汤主之（八二）

◇心阳不振，水气上泛，茯苓桂枝甘草大枣汤主之（六五）

◇胃中虚冷致吐（一二二）

◇脾胃受伤，腹胀满，厚朴生姜半夏甘草人参汤主之（六六）

◇余邪未尽而复烦，宜桂枝汤（五七）

◇阳虚阴不足，芍药甘草附子汤主之（六八）

◇胃中津伤，转入阳明，与调胃承气汤（七〇）

◇热邪迫肺作喘，可与麻黄杏仁甘草石膏汤（六三）

◇形寒饮冷伤肺致喘（七五）

◇胃虚吐逆（七六）

◇以小便利否，辨水停部位（一二七）

（3）发汗吐下解后病脉证治

◇表解而中阳气虚，痰饮内聚，旋覆代赭汤主之（一六一）

◇中阳虚，水气上逆，茯苓桂枝白术甘草汤主之（六七）

◇凡病阴阳自和者必自愈（五八）

（4）太阳传变证治

◇水蓄气化不行，表亦不解者，五苓散主之（七一）

◇汗后烦渴蓄水，五苓散主之（七二）

◇水饮内蓄，气化不行，五苓散主之；水停中焦，茯苓甘草汤主之（七三）

◇内热郁结下焦膀胱，热盛血瘀，宜桃核承气汤（一〇六）

◇瘀热在里蓄血证，抵当汤主之（一二四）

◇蓄血发黄，抵当汤主之（一二五）

◇蓄血缓治，宜抵当丸（一二六）

太阳救逆法第四

（1）论结胸脏结之异

◇辨结胸与脏结的主要脉证（一二八、一二九）

◇脏结属阴寒不可攻（一三〇）

◇脏结危候（一六七）

（2）论结胸及痞之源

◇胃阳素盛内有痰饮，误下阳邪内陷与饮相结为结胸；若胃阳不足，内无痰饮，误下胃气愈伤，致客气结于心下成痞（一三一）

（3）论结胸证治

◇阳邪内陷，水热互结，大陷胸汤主之（一三四）

◇不因误下而水热结实，大陷胸汤主之（一三五）

◇水热结胸胁，大陷胸汤主之（一三六）

◇结胸证兼损伤津液者，大陷胸汤主之（一三七）

◇大结胸证邪偏高位，宜大陷胸丸（一三一）

◇痰与热结较浅，小陷胸汤主之（一三八）

◇水寒郁热，服文蛤散或五苓散；寒湿结胸，用三物白散方（一四一）

◇太少并病误下成结胸（一五〇）

◇结胸证正虚不可下（一三二）

◇正不胜邪，真气散乱，烦躁者死（一三三）

（4）痞证

◇成因与症状（一五一）

◇无形热邪聚于心下，大黄黄连泻心汤主之（一五四）

◇热痞兼表阳虚，附子泻心汤主之（一五五）

◇寒热互结心下，宜半夏泻心汤（一四九）

◇胃虚食滞，水气不化，生姜泻心汤主之（一五七）

◇胃气重虚，客气上逆，甘草泻心汤主之（一五八）

◇痞证兼表，宜先解表后治痞（一六四）

（5）懊侬烦满证治

◇余热内扰胸中，栀子豉汤主之；兼胸中少气，栀子甘草豉汤主之；兼呕吐，栀子生姜豉汤主之（七六）

◇烦热胸中窒，栀子豉汤主之（七七）

◇大下后，热乘虚结于心下，栀子豉汤主之（七八）

◇下后邪乘，气滞于腹，栀子厚朴汤主之（七九）

◇丸药误下，虚其肠胃，栀子干姜汤主之（八一）

◇脾胃素虚寒，不可与栀子汤（八一）

（6）下利脉证

◇桂枝证误下，里热夹表热，葛根芩连汤主之（三四）

◇表证数下，里寒夹表热，桂枝人参汤主之（一六三）

◇表证未解，里虚寒重，先救里宜四逆汤（九一）

◇误下伤脾胃之阳，外热夹里寒（一三九）

◇下焦滑脱，赤石脂禹余粮汤主之（一五九）

（7）下后诸变证治

◇脉诊以测知各种病变（一四〇）

◇邪陷于胸，卫阳不能畅达，桂枝去芍药汤主之；若阳气已虚前方加附子（二一、二二）

◇里气上逆微喘，桂枝加厚朴杏仁汤主之（一八、四三）
◇正邪相争其气上冲，与桂枝汤（一五）
◇热邪内陷胸满烦惊，柴胡加龙骨牡蛎汤主之（一〇七）
◇脾胃已虚，表仍不解（九八）
◇水停心下之痞，五苓散主之（一五六）
◇热邪迫肺作喘，与麻黄杏子甘草石膏汤（一六二）

（8）误汗下及吐后诸变脉证

◇汗下先后治疗原则（九〇）
◇表不解，仍宜桂枝汤（四五）
◇表里俱虚以致冒（九三）
◇伤津，津复自愈（五九）
◇内外俱虚（六〇）
◇阳气将亡危证，干姜附子汤主之（六一）
◇阴阳两虚，茯苓四逆汤主之（六九）
◇上热下寒，腹痛欲呕吐，黄连汤主之（一七三）
◇脾胃气虚小逆证（一二〇）
◇阳气虚而水饮动（一六〇）
◇内热生烦（一二一）
◇热聚于肠，胃结成实，与调胃承气汤（一二三）
◇坏证治法，当观其脉证（一六）

（9）火逆

◇火气助邪，血热奔集于上（一一六）
◇阴虚火盛，慎不可灸（一一六）
◇逼血上行，咽燥吐血（一一五）
◇逼血下行，便血（一一四）
◇损伤营血，动心气（一一九）

◇血气流溢病变诸证（一一一）

◇坏证及正复欲解证（一一〇）

◇心阳内伤，桂枝甘草龙骨牡蛎汤主之（一一八）

◇心中阳气散乱，桂枝去芍药加蜀漆牡蛎龙骨救逆汤主之（一一二）

◇心阳受伤，寒气上乘之奔豚，与桂枝加桂汤（一一七）

太阳类病法第五

（1）温病

◇外感温邪或邪热内郁（六）

（2）风温

◇温病误治，热盛津伤（六）

（3）痉病

◇风邪客于太阳经输，有汗，桂枝加葛根汤主之（一四）

◇邪客于太阳经输无汗，葛根汤主之（三一）

（4）湿病

◇风湿相搏，桂枝附子汤主之（一七四）

◇风去湿存，去桂加白术汤主之（一七四）

◇风湿盛而阳气微，甘草附子汤主之（一七五）

（5）霍乱

◇霍乱主证，呕吐而利（三八二）

◇霍乱兼表证（三八三）

◇曾病霍乱，复病伤寒的辨证（三八四）

◇胃气和则愈（三八四）

◇阳虚脱液，四逆加人参汤主之（三八五）

◇热多欲饮水者，五苓散主之，寒多不用水者，理中丸主之（三八六）

◇里和表未解，宜桂枝汤（三八七）

◇吐利汗出，阳亡证，四逆汤主之（三八八）

◇吐利后，里寒外有假热，四逆汤主之（三八九）

◇阴竭阳亡，通脉四逆加猪胆汤主之（三九〇）

◇病后胃虚的饮食调护（三九一）

（6）饮证

◇胸中有痰饮（一六六）

（二）阳明篇

阳明正治法第一

（1）阳明腑病证

◇阳明病提纲证（一八〇）

◇按成因分太阳阳明、正阳阳明和少阳阳明三类（一七九）

◇阳明病的外证（一八二）

◇阳明初感外邪的见证（一八三）

◇恶寒自罢的原因（一八四）

◇太阳病误治亡津液转属阳明（一八一）

◇里实误汗，津伤热盛（二一八）

◇汗多津伤便硬（二四五）

◇胃热津亏的脉证（二四六）

◇太阳证未罢，热阻于胃而转属阳明（一八五）

◇伤寒转系阳明证（一八八）

◇辨燥屎内结证（二三九）

（2）调胃承气汤证

◇太阳发汗转属阳明，调胃承气汤主之（二四八）

◇里有实热，调胃承气汤主之（一〇五）

◇胃实热郁，心烦，调胃承气汤主之（二〇七）

◇伤寒吐后，实热在里，与调胃承气汤（二四九）

（3）小承气汤证

◇太阳病误治，伤津气滞，热结，与小承气汤（二五〇）

◇阳明多汗，伤津胃燥，小承气汤主之（二一三）

（4）大承气汤证

◇胃中热盛，燥屎内结，大承气汤主之（二一五）

◇喘冒不能卧，内有燥屎，宜大承气汤（二四二）

◇下后燥屎复结，仍宜大承气汤（二四一）

◇阳明腑证，邪实正虚危候，大承气汤主之，不可尽剂（二一二）

◇太阳转阳明腑实，宜大承气汤（二二〇）

◇阳明少阳合病热结旁流，宜大承气汤（二五六）

◇热伏灼津，目中不了了，宜大承气汤急下存阴（二五二）

◇热邪蒸逼肠胃，发热汗多，宜大承气汤急下存阴（二五三）

◇里热燥化成实，腹满痛，宜大承气汤急下存阴（二五四）

（5）白虎加人参汤证

◇伤寒吐下，阴伤表里俱热，白虎加人参汤主之（一六八）

◇伤寒表无大热，里热津伤，白虎加人参汤主之（一六九）

◇表证罢，里热伤津，白虎加人参汤主之（一七〇）

（6）阳明经病脉因证治

◇正邪俱盛脉大（一八六）

◇太阳汗不如法，邪入里化热转属阳明（一八五）

◇以脉辨证（二〇一）

◇阳明邪气上下进退之机（一九七）

◇阳明热在血分致衄（二〇二）

◇气分热盛迫血致衄（二二七）

◇阳明病兼太阳表虚，宜桂枝汤（二三四）

◇阳明病兼太阳表实，宜麻黄汤（二三五）

◇太阳阳明并病（四八）

◇阳明病少阳证未罢，与小柴胡汤（二二九）

◇阳明病若邪郁少阳，可与小柴胡汤（二三〇）

（7）阳明病风寒不同证治

◇阳明中风、中寒辨（一九〇）

◇阳明中寒，水谷不别（一九一）

◇表热里寒，下利清谷，四逆汤主之（二二五）

◇胃中虚冷，饮水致哕（二二六）

◇阳明中寒，食谷欲呕，吴茱萸汤主之（二四三）

◇阳明表邪不解，慎用下法（一八九）

◇阳明中风，三阳合病，与刺法，与小柴胡汤或麻黄汤（二三一、二三二）

◇阳明中风，热邪上逆（一九八）

◇阳明中风，湿郁于表，正胜自愈（一九二）

阳明明辨法第二

（1）表里虚实生死之辨

◇表里证见，脉实与大承气汤；脉浮虚，宜桂枝汤（二四〇）

◇辨阳明经证及误治变证，热郁胸膈，用栀子豉汤主之；阳明热盛伤津，白虎加人参汤主之；津伤兼水热内蓄，猪苓汤主之（二二一、二二二、二二三）

◇津伤汗多而渴，不可与猪苓汤（二二四）

◇阳明病下后，余热未除，栀子豉汤主之（二三八）

◇久虚之人，患阳明病的外证（一九六）

◇辨谵语和郑声（二一〇）

◇辨几种死候（二一〇）

◇重发汗亡阳谵语证，凭脉辨吉凶（二一一）

◇预测阳明病欲解时（一九三）

（2）阳明可下不可下之辨

◇表解里实已成可攻，大承气汤主之；表未解不可攻；虽实满而燥结不甚，宜小承气汤（二〇八）

◇辨大小承气汤的使用方法（二〇九）

◇阳明病下后有燥屎，宜大承气汤（二三八）

◇辨小承气汤的脉证及使用法（二一四）

◇辨大小承气汤的使用法（二五一）

◇伤寒表里疑似证，里热，与承气汤；表不解，宜桂枝汤（五六）

◇阳明里实，可下，宜大承气汤，但须表解乃可下

（二一七）

◇胃中虚冷不能食，不可攻（一九四）

◇伤寒呕多，热在胸不在腹，不可攻（二〇四）

◇胃气不实，心下硬满不痛者，不可攻（二〇五）

◇虽里热盛，无腹满潮热不便者，不可攻（二〇六）

◇阳明中寒脉迟，欲作谷瘅证（一九五）

◇阳明液伤便硬（二〇三）

◇阳明津液内竭导法（二三三）

◇脾约证，麻子仁丸主之（二四七）

阳明杂治法第三

（1）发黄证治

◇湿与热郁蒸于内（一九九）

◇阳明误火，湿热相蒸（二〇〇）

◇阳明湿热瘀里发黄，茵陈蒿汤主之（二三六）

◇脾阳不运，寒湿在里（二五九）

◇湿热郁积在里，茵陈蒿汤主之（二六〇）

◇湿热郁于三焦，热势较重，栀子柏皮汤主之（二六一）

◇外有表邪，里有湿热，麻黄连轺赤小豆汤主之（二六二）

（2）蓄血证治

◇素有瘀血与热邪相结，宜抵当汤（二三七）

◇阳明瘀热证，宜抵当汤（二五七）

（三）少阳篇

少阳正治法第一

（1）少阳证

◇少阳病提纲（二六三）

（2）小柴胡汤证

◇小柴胡汤主治证（九六）

◇小柴胡汤证的病机（九七）

◇三阳证见，治从少阳，小柴胡汤主之（九九）

◇但见一证便是，不必悉具（一〇一）

◇误下后，柴胡证仍在时，复与柴胡汤（一〇一）

◇少阳里虚寒，先补，与小建中汤；后和，小柴胡汤主之（一〇〇）

◇辨阳微结与纯阴结脉证，邪在半表半里，可与小柴胡汤（一四八）

◇太阳病不解转入少阳，与小柴胡汤（二六六）

◇误治后柴胡证罢，当依法施治（二六七）

（3）少阳汗吐下之禁

◇少阳禁发汗（二六五）

◇少阳中风，禁用吐下法（二六四）

（4）辨少阳邪气进退之机

◇辨表邪传里证（二六九）

◇阳明气旺，少阳不传三阴（二七〇）
◇少阳脉小，欲愈（二七一）
◇少阳病欲解时（二七二）

少阳权变法第二

（1）柴胡桂枝汤证
◇太阳兼少阳证，柴胡桂枝汤主之（一四六）
（2）柴胡桂枝干姜汤证
◇太阳伤寒误下邪陷，与饮微结（一四七）
（3）柴胡加芒硝汤证
◇柴胡证误下兼里实，柴胡加芒硝汤主之（一〇四）
（4）大柴胡汤证
◇少阳兼里实热证，与大柴胡汤（一〇三）

少阳刺法第三

◇刺法
◇肝邪乘脾，当刺期门（一〇八）
◇肝邪乘肺，当刺期门（一〇九）
◇太少并病治用针刺法（一四二）
◇太少并病当用刺法，不可下（一七一）

（四）太阴篇

太阴诸法

（1）太阴脏病脉证治

◇太阴病提纲（二七三）

◇太阳误下，阳邪下陷，脾气不和，桂枝加芍药汤主之（二七九）

◇误下后腐秽积滞于肠胃者，桂枝加大黄汤主之（二七九）

◇胃弱者当慎用大黄、芍药法（二八〇）

◇论太阴湿郁发黄证与脾家实阳复的自愈证（二七八）

◇脾虚寒盛下利，当用温法（二七七）

（2）太阴经病证治

◇太阴中风，正胜邪却为欲愈（二七四）

◇太阴病从外解，宜桂枝汤（二七六）

（3）太阴经脏俱病

◇虚寒下利兼表证，先温里，宜四逆汤；后攻表，宜桂枝汤（三七二）

（4）太阴病愈期

◇推测太阴病欲解时（二七五）

（五）少阴篇

少阴诸法

（1）少阴脉证

◇少阴病提纲（二八一）

◇辨少阴虚寒水火不济证（二八二）

◇辨少阴亡阳脉证（二八三）

◇少阴阳热太过之变（二九三）

（2）少阴清法

◇肾阴不足，心火亢盛，黄连阿胶汤主之（三〇三）

◇阳郁四逆，四逆散主之（三一八）

◇阴虚兼水热互结，猪苓汤主之（三一九）

◇少阴阴虚咽痛，猪肤汤主之（三一〇）

◇痰火互结，咽部糜烂，苦酒汤主之（三一二）

◇少阴客热咽痛，与甘草汤，或与桔梗汤（三一一）

◇风寒外来，热郁于咽，半夏散及汤主之（三一三）

（3）少阴下法

◇少阴病伏热在里，灼伤肾阴，当急下存阴，宜大承气汤（三二〇）

◇少阴病，热结旁流，当急下存阴，宜大承气汤（三二一）

◇少阴病，邪从热化，入里成实，当急下，宜大承气汤（三二二）

（4）少阴温法

◇少阴感寒，麻黄细辛附子汤主之（三〇一）

◇少阴感寒的微发汗法，麻黄附子甘草汤主之（三〇二）

◇少阴感寒入里，阳虚寒盛，附子汤主之（三〇四）

◇寒湿凝滞，阳气不达，附子汤主之（三〇五）

◇少阴病，阳虚不能化水，真武汤主之（三一六）

◇少阴病，阴盛格阳，真寒假热，通脉四逆汤主之（三一七）

◇辨胸中实宜吐与膈上有寒饮宜四逆汤温之（三二四）

◇少阴病，阳气大虚，宜四逆汤（三二三）

◇少阴病，下利阳虚气陷，用灸法（三二五）

◇寒邪犯胃，吴茱萸汤主之（三〇九）

◇少阴病，阴盛阳虚下利，白通汤主之（三一四）

◇阴盛拒阳，白通加猪胆汁汤（三一五）

◇少阴虚寒，下利，便脓血，桃花汤主之（三〇六、三〇七）

◇少阴下利便脓血，可用刺法（三〇八）

（5）少阴生死法

◇少阴欲愈脉象（二九〇）

◇预测少阴病欲解时（二九一）

◇少阴病下利，阳回自愈证（二八七）

◇少阴病阳复者，可治（二八八）

◇少阴病阳气欲复者，可治（二八九）

◇少阴病阳复，可治，脉不至，可灸（二九二）

◇少阴病纯阴无阳，危候（二九五）

◇少阴病阴盛阳绝，极危候（二九八）

◇少阴病阴寒独盛，虚阳欲脱，极危候（二九六）

◇少阴病下竭上脱，极危候（二九七）

◇少阴病肺肾气脱，极危候（二九九）

◇少阴病阴盛阳脱，极危候（三〇〇）

（6）少阴病禁

◇少阴病脉细沉数，不可发汗（二八五）

◇少阴病阳虚脉微，不可发汗；血少，尺脉弱涩，不可下（二八六）

◇强发少阴汗，致下厥上竭的危候（二九四）

◇少阴病火劫发汗的变证（二八四）

（六）厥阴篇

厥阴诸法

（1）厥阴病脉证

◇厥阴病提纲（三二六）

◇伤寒阳虚寒盛，欲作自利证（三五八）

◇阳复太过，热伤阴络便脓血（三六三）

◇下虚戴阳得阳回，必从郁冒汗出而解（三六六）

◇冷结膀胱关元证（三四〇）

（2）厥阴进退之机

◇厥深热深应下，禁汗（三三五）

◇厥热日数相应，为向愈之兆（三三六）

◇辨厥少热多，当愈，与热复太过的变证（三四一）

◇厥多于热，主阳退病进（三四二）

◇厥热胜复，是阴阳消长的标志（三三一）

◇辨厥热胜复的几种转归和除中证（三三二）

◇厥阴阳复太过，致喉痹或便脓血（三三四）

◇厥热轻证的两种转归（三三九）

◇厥证病理，即阴阳气不相顺接（三三七）

（3）厥阴生死微甚之辨

◇厥阴见微浮脉，为欲愈（三二七）

◇正虚邪实者，危（三六九）

◇凭脉以辨下利的轻重（三六五）

◇下利阳复自愈（三六〇）

◇下利阳气得通者愈（三六一）

◇下利阳复自愈与阳复太过（三六七）

◇发热厥利，虚阳外浮难治（三四八）

◇阴阳离绝，内真寒而外假热的危候（三四四）

◇阴阳离绝危候（三四五）

◇阴盛亡阳的危候（三四六）

◇厥利无脉用灸法及其预后（三六二）

◇下利脉绝，脉还者生，不还者死（三六八）

◇寒厥阳衰阴盛，灸之厥不还者危（三四三）

◇伤寒误治转为除中之极危候（三三三）

◇推测厥阴病欲解时（三二八）

（4）厥阴清法

◇厥阴阳复的口渴证（三二九）

◇里热炽盛，下迫于肠白头翁汤主之（三七三）

◇热利下重，白头翁汤主之（三七一）

◇下利后，余热不尽虚烦，宜栀子豉汤（三七五）

◇伤寒误下后，上热下寒，正虚阳郁，麻黄升麻汤主之（三五七）

（5）厥阴温法

◇蛔厥或久利，乌梅丸主之（三三八）

◇厥阴病浊阴上逆，吴茱萸汤主之（三七八）

◇厥阴血虚寒滞致厥，当归四逆汤主之；胃素有寒，宜当归四逆加吴茱萸生姜汤（三五二）

◇阳虚厥利，真寒假热，四逆汤主之（三五三）

◇大汗或下利后，阳虚厥冷，四逆汤主之（三五四）

◇脉促厥逆，阳为阴阻，可用灸法（三四九）

◇阴盛阳虚呕逆，四逆汤主之（三七七）

◇阴寒内盛，逼阳外越，通脉四逆汤主之（三七〇）

◇水饮阻遏胸中阳气，致厥悸，当服茯苓甘草汤（三五六）

◇寒格，上热下寒，干姜黄芩黄连人参汤主之（三五九）

（6）厥阴病禁

◇阴亏血虚致厥，慎不可下（三四七）

◇虚寒厥逆者，不可攻下（三三〇）

（7）简误

◇因痈脓致呕，不可止呕（三七六）

◇误治伤中，胃冷致哕（三八〇）

◇痰阻胸中阳气致厥，宜瓜蒂散（三五五）

◇邪实内结，哕而腹满，利之则愈（三八一）

◇厥阴转少阳呕而发热，小柴胡汤主之（三七九）

◇下利有燥屎，宜小承气汤（三七四）

◇里虚误表，汗出中阳虚，胀满（三六四）

◇趺阳脉盛于少阴，为胃气未绝（三六〇）

◇热深伏里，阳气不达之厥（三五〇）

（8）差后诸病

◇阴阳易，烧裈散主之（三九二）

◇大病差后，余热未尽，气血来复，枳实栀子豉汤主之（三九三）

◇差后更发热，小柴胡汤主之（三九四）

◇差后湿热壅滞，膀胱不利，牡蛎泽泻散主之（三九五）

◇大病后，虚寒喜唾，宜理中丸（三九六）

◇伤寒解后，胃虚津伤，余热未除，竹叶石膏汤主之（三九七）

◇病愈后，应注意饮食调养（三九八）

八、类方剂

（一）桂枝汤类（21方）

桂枝汤

◇风邪在表，营卫不和。太阳中风，阳浮而阴弱，阳浮者热自发，阴弱者汗自出，啬啬恶寒，淅淅恶风，翕翕发热，鼻鸣干呕者，桂枝汤主之。（一二）

◇太阳表虚，营卫不和。太阳病，头痛，发热，汗出，恶风，桂枝汤主之。（一三）

◇太阳表未解。太阳病，外证未解，不可下也，下之为逆；欲解外者，宜桂枝汤。（四四）

◇太阳表未解。太阳病，先发汗，不解，而复下之，脉浮者不愈。浮为在外，而反下之，故令不愈。今脉浮，故知在外，当须解外则愈，宜桂枝汤。（四五）

◇一般杂病，营卫不和。病常自汗出者，此为荣气和，荣气和者，外不谐，以卫气不共荣气谐和故尔，以荣行脉中，卫行脉外，复发其汗，荣卫和则愈，宜桂枝汤。（五三）

◇卫气不和。病人脏无他病，时发热自汗出而不愈者，此卫

气不和也，先其时发汗则愈，宜桂枝汤。（五四）

◇邪仍在表。伤寒，不大便六七日，头痛有热者，与承气汤；其小便清者，知不在里，仍在表也，当须发汗，若头痛者，必衄，宜桂枝汤。（五六）

◇发汗后，表邪未尽。伤寒发热，已解，半日许复烦，脉浮数者，可更发汗，宜桂枝汤。（五七）

◇表里同病，里和表未解。伤寒，医下之，续得下利清谷不止，身疼痛者，急当救里，后身疼痛，清便自调者，急当救表。救里，宜四逆汤；救表，宜桂枝汤。（九一）

◇营卫不和。太阳病，发热汗出者，此为荣弱卫强，故使汗出，欲救邪风者，宜桂枝汤（九五）

◇表邪内陷，表证未解。伤寒大下后，复发汗，心下痞，恶寒者，表未解也，不可攻痞，当先解表，表解乃可攻痞。解表，宜桂枝汤；攻痞，宜大黄黄连泻心汤。（一六四）

◇阳明兼太阳表虚。阳明病，脉迟，汗出多，微恶寒者，表未解也，可发汗，宜桂枝汤。（二三四）

◇表邪未尽，里实已成。病人烦热，汗出则解，又如疟状，日晡所发热者，属阳明也。脉实者，宜下之；脉浮虚者，宜发汗。下之，与大承气汤；发汗，宜桂枝汤。（二四〇）

◇病势由阴转阳，邪气由里出表。太阴病，脉浮者，可发汗，宜桂枝汤。（二七六）

◇里和表未解。吐利止而身痛不休者，当消息和解其外，宜桂枝汤小和之（三八七）

◇表里同病，里和表未解。下利腹胀满，身体疼痛者，先温其里，乃攻其表。温里，宜四逆汤；攻表，宜桂枝汤。（三七二）

◇发汗解表使阳盛于外，表仍未解。服桂枝汤，大汗出，脉

洪大者，与桂枝汤，如前法；若形似疟，一日再发者，汗出必解，宜桂枝二麻黄一汤。（二五）

◇水气内停，表仍未解。服桂枝汤，或下之，仍头项强痛，翕翕发热，无汗，心下满微痛，小便不利者，桂枝汤去桂加茯苓白术汤主之。（二八）

◇邪仍在表。太阳病，下之后，其气上冲者，可与桂枝汤，方用前法；若不上冲者，不得与之。（十五）

◇太阳坏病。太阳病三日，已发汗，若吐，若下，若温针，仍不解者，此为坏病，桂枝不中与之也。观其脉证，知犯何逆，随证治之。（一六）

◇表邪太盛。太阳病，初服桂枝汤，反烦不解者，先刺风池、风府，却与桂枝汤则愈。（二四）

◇太阳伤寒。桂枝本为解肌，若其人脉浮紧，发热汗不出者，不可与之也。常须识此，勿令误也。（一六）

◇胃中湿热。若酒客病，不可与桂枝汤，得之则呕，以酒客不喜甘故也。（一七）

◇阳热内盛。凡服桂枝汤吐者，其后必吐脓血也。（一九）

◇病转阳明，里热炽甚。服桂枝汤，大汗出后，大烦渴不解，脉洪大者，白虎加人参汤主之。（二六）

◇阴阳俱不足。伤寒，脉浮，自汗出，小便数，心烦，微恶寒，脚挛急。反与桂枝欲攻其表，此误也……（二九）

◇肺热郁蒸。发汗后，不可更行桂枝汤，汗出而喘，无大热者，可与麻黄杏仁甘草石膏汤。（六三）

◇表邪内陷，肺热郁蒸。下后，不可更行桂枝汤，若汗出而喘，无大热者，可与麻黄杏子甘草石膏汤。（一六二）

桂枝加桂汤

◇心阳损伤，寒气上逆。烧针令其汗，针处被寒，核起而赤者，必发奔豚，气从少腹上冲心者，灸其核上各一壮，与桂枝加桂汤，更加桂二两也。（一一七）

桂枝加芍药汤

◇误下脾胃受伤。本太阳病，医反下之，因尔腹满时痛者，属太阴也，桂枝加芍药汤主之。（二七九）

桂枝加大黄汤

◇误下内有实邪作痛。本太阳病，医反下之，因尔腹满时痛者，属太阴也，桂枝加芍药汤主之；大实者，桂枝加大黄汤主之。（二七九）

桂枝加附子汤

◇发汗太过，阳虚液脱。太阳病，发汗，遂漏不止，其人恶风，小便难，四肢微急，难以屈伸者，桂枝加附子汤主之。（二〇）

桂枝加芍药生姜各一两人参三两新加汤

◇损伤营血，筋脉失养。发汗后，身疼痛，脉沉迟者，桂枝加芍药生姜各一两人参三两新加汤主之。（六二）

桂枝加厚朴杏子汤

◇太阳中风，引动宿喘。喘家，作桂枝汤，加厚朴杏子佳。（一八）

◇邪犹在表，肺气逆而喘。太阳病，下之微喘者，表未解故也，桂枝加厚朴杏子汤主之。（四三）

桂枝加葛根汤

◇太阳中风，经输不利。太阳病，项背强几几，反汗出恶风者，桂枝加葛根汤主之。（一四）

桂枝甘草汤

◇过汗伤心阳。发汗过多，其人叉手自冒心，心下悸，欲得按者，桂枝甘草汤主之。（六四）

桂枝去芍药汤

◇表证误下，胸阳被遏。太阳病，下之后，脉促，胸满者，桂枝去芍药汤主之。（二二）

桂枝去芍药加附子汤

◇表证误下，阳气已虚。太阳病，下之后，脉促，胸满者，桂枝去芍药汤主之；若微恶寒者，桂枝去芍药加附子汤主之。（二二）

桂枝去桂加茯苓白术汤

◇表邪未解，水气内停。服桂枝汤，或下之，仍头项强痛，翕翕发热，无汗，心下满微痛，小便不利者，桂枝去桂加茯苓白术汤主之。（二八）

桂枝甘草龙骨牡蛎汤

◇心阳受伤。火逆下之，因烧针烦躁者，桂枝甘草龙骨牡蛎汤主之。（一一八）

桂枝去芍药加蜀漆牡蛎龙骨救逆汤

◇心阳虚衰，阳气浮越。伤寒脉浮，医者以火迫劫之，亡阳，必惊狂，卧起不安者，桂枝去芍药加蜀漆牡蛎龙骨救逆汤主之。（一一二）

茯苓桂枝甘草大枣汤

◇心阳虚衰，水气上泛。发汗后，其人脐下悸者，欲作奔豚，茯苓桂枝甘草大枣汤主之。（六五）

小建中汤

◇少阳兼里虚寒。伤寒，阳脉涩，阴脉弦，法当腹中急痛，先与小建中汤。（一〇〇）

◇伤寒里虚，中气不足。伤寒二三日，心中悸而烦者，小建中汤主之。（一〇二）

桂枝麻黄各半汤

◇表邪久郁，营卫不和。太阳病，得之八九日，如疟状，发热恶寒，热多寒少，其人不呕，清便欲自可，一日二三度发。脉微缓者，为欲愈也，脉微而恶寒者，此阴阳俱虚，不可更发汗，更下，更吐也；面色反有热色者，未欲解也，以其不能得小汗出，身必痒，宜桂枝麻黄各半汤。（二三）

桂枝二麻黄一汤

◇汗后表邪仍，在邪轻正弱。服桂枝汤，大汗出，脉洪大者，与桂枝汤，如前法；若形似疟，一日再发者，汗出必解，宜桂枝二麻黄一汤。（二五）

桂枝二越婢一汤

◇表邪郁闭，热轻寒重。太阳病，发热恶寒，热多寒少，脉微弱者，此无阳也，不可发汗，宜桂枝二越婢一汤。（二七）

当归四逆汤

◇血虚寒滞，气血运行不畅。手足厥寒，脉细欲绝者，当归四逆汤主之。（三五一）

当归四逆加吴茱萸生姜汤

◇血虚寒滞，胃素有寒。手足厥寒，脉细欲绝者，当归四逆汤主之。若其人内有久寒者，宜当归四逆加吴茱萸生姜汤。（三五二）

（二）麻黄汤类（6方）

麻黄汤

◇寒邪外束。太阳病，头痛发热，身疼腰痛，骨节疼痛，恶风，无汗而喘者，麻黄汤主之。（三五）

◇寒邪外束，阳气不伸。太阳病，脉浮紧，无汗，发热，身疼痛，八九日不解，表证仍在，此当发其汗，服药已微除，其人发烦，目瞑，剧者必衄，衄乃解，所以然者，阳气重故也，麻黄汤主之。（四六）

◇表实，邪逼阳络，迫血妄行。伤寒，脉浮紧，不发汗，因致衄者，麻黄汤主之。（五五）

◇表寒外束，肺气被阻。太阳与阳明合病，喘而胸满者，不可下，宜麻黄汤。（三六）

◇伤寒表实。脉浮者，病在表，可发汗，宜麻黄汤。（五一）

◇表寒外束，寒邪较盛。脉浮而数者，可发汗，宜麻黄汤。

（五二）

◇阳明兼太阳表实。阳明病，脉浮，无汗而喘者，发汗则愈，宜麻黄汤。（二三五）

◇邪仍在表。太阳病，十日已去，脉浮细而嗜卧者，外已解也；设胸满胁痛者，与小柴胡汤；脉但浮者，与麻黄汤。（三七）

◇太阳表寒未解。阳明中风，脉弦浮大，而短气，腹都满，胁下及心痛，久按之气不通，鼻干，不得汗，嗜卧，一身及目悉黄，小便难，有潮热，时时哕，耳前后肿。刺之小差，外不解。病过十日，脉续浮者，与小柴胡汤；脉但浮，无余证者，与麻黄汤；若不尿，腹满加哕者不治。（二三一）

麻黄杏仁甘草石膏汤

◇热邪迫肺，气逆作喘。发汗后，不可更行桂枝汤，汗出而喘，无大热者，可与麻黄杏仁甘草石膏汤。（六三）

◇热邪迫肺，气逆作喘。下后，不可更行桂枝汤，若汗出而喘，无大热者，可与麻黄杏子甘草石膏汤。（一六二）

大青龙汤

◇表寒里热，营卫俱实。太阳中风，脉浮紧，发热恶寒，身疼痛，不汗出而烦躁者，大青龙汤主之。若脉微弱，汗出恶风者，不可服之；服之则厥逆，筋惕肉瞤，此为逆也。（三八）

◇表寒里热，表里俱实。伤寒，脉浮缓，身不疼，但重，乍

有轻时，无少阴证者，大青龙汤发之。（三九）

小青龙汤

◇表寒里饮。伤寒表不解，心下有水气，干呕，发热而咳，或渴，或利，或噎，或小便不利，少腹满，或喘者，小青龙汤主之。（四〇）

◇表寒里饮。伤寒，心下有水气，咳而微喘，发热不渴，服汤已渴者，此寒去欲解也，小青龙汤主之。（四一）

麻黄细辛附子汤

◇少阴感寒，阳气内虚。少阴病，始得之，反发热，脉沉者，麻黄细辛附子汤主之。（三〇一）

麻黄附子甘草汤

◇少阴感寒，阳气较虚。少阴病，得之二三日，麻黄附子甘草汤微发汗，以二三日无里证，故微发汗也。（三〇二）

（三）葛根汤类（3方）

葛根汤

◇寒邪外束，经输不利。太阳病，项背强几几，无汗，恶风，葛根汤主之。（三一）

◇二阳合病，邪盛于表，影响于里。太阳与阳明合病者，必自下利，葛根汤主之。（三二）

葛根黄芩黄连汤

◇邪已传里，里热气逆。太阳病，桂枝证，医反下之，利遂不止，脉促者，表未解也；喘而汗出者，葛根黄芩黄连汤主之。（三四）

葛根加半夏汤

◇二阳合病，邪盛于表，内干于胃。太阳与阳明合病，不下利，但呕者，葛根加半夏汤主之。（三三）

（四）柴胡汤类（6方）

小柴胡汤

◇邪在半表半里，枢机不利。伤寒五六日，中风，往来寒热，胸胁苦满，嘿嘿不欲饮食，心烦喜呕，或胸中烦而不呕，或渴，或腹中痛，或胁下痞硬，或心下悸、小便不利，或不渴、身有微热，或咳者，小柴胡汤主之。（九六）

◇气血不足，腠理不固，邪正相争于胁下。血弱气尽，腠里开，邪气因入，与正气相搏，结于胁下。正邪分争往来寒热，休作有时，嘿嘿不欲饮食，脏腑相连，其痛必下，邪高痛下，故使呕也，小柴胡汤主之。服柴胡汤已，渴者属阳明，以法治之。（九七）

◇三阳合病。伤寒四五日，身热恶风，颈项强，胁下满，手足温而渴者，小柴胡汤主之。（九九）

◇枢机不利，脾胃虚寒。伤寒，阳脉涩，阴脉弦，法当腹中急痛，先与小建中汤；不差者，小柴胡汤主之。（一〇〇）

◇热入血室，邪与血搏。妇人中风七八日，续得寒热，发作有时，经水适断者，此为热入血室，其血必结，故使如疟状，发作有时，小柴胡汤主之。（一四四）

◇厥阴转出少阳。呕而发热者，小柴胡汤主之。（三七九）

◇差后余热未尽。伤寒差以后，更发热，小柴胡汤主之。（三九四）

◇邪传少阳。太阳病，十日已去，脉浮细而嗜卧者，外已解也；设胸满胁痛者，与小柴胡汤；脉但浮者，与麻黄汤（三七）

◇邪仍在少阳，正气较弱。凡柴胡汤病证而下之，若柴胡证不罢者，复与柴胡汤，必蒸蒸而振。却复发热汗出而解。（一〇一）

◇邪在少阳半表半里。太阳病，过经十余日，反二三下之，后四五日，柴胡证仍在者，先与小柴胡汤……（一〇三）

◇邪在半表半里。伤寒五六日，头汗出，微恶寒，手足冷，心下满，口不欲食，大便硬，脉细者，此为阳微结，必有表，复有里也。脉沉，亦在里也。汗出为阳微。假令纯阴结，不得复有外证，悉入在里；此为半在里半在外也。脉虽沉紧，不得为少阴病，所以然者，阴不得有汗，今头汗出，故知非少阴也。可与小柴胡汤。设不了了者，得屎而解。（一四八）

◇邪仍在半表半里。伤寒五六日，呕而发热者，柴胡汤证具，而以它药下之，柴胡证仍在者，复与柴胡汤。此虽已下之，不为逆，必蒸蒸而振，却发热汗出而解。若心下满而硬痛者，此为结胸也。大陷胸汤主之。但满而不痛者，此为痞，柴胡不中与之，宜半夏泻心汤。（一四九）

◇少阳阳明并病。阳明病，发潮热，大便溏，小便自可，胸胁满不去者，与小柴胡汤。（二二九）

◇阳明病，邪郁少阳，胃气不和。阳明病，胁下硬满，不大便而呕，舌上白胎者，可与小柴胡汤。上焦得通，津液得下，胃气因和，身濈然汗出而解。（二三〇）

◇三阳合病。阳明中风，脉弦浮大，而短气，腹都满，胁下及心痛，久按之气不通，鼻干，不得汗，嗜卧，一身及目悉黄，小便难，有潮热，时时哕，耳前后肿。刺之小差，外不解。病过

十日，脉续浮者，与小柴胡汤……（二三一）

◇太少并病。本太阳病，不解，转入少阳者，胁下硬满，干呕不能食，往来寒热。尚未吐下，脉沉紧者，与小柴胡汤。（二六六）

◇少阳之邪未解，又兼里实。伤寒十三日，不解，胸胁满而呕，日晡所发潮热。已而微利，此本柴胡证，下之以不得利，今反利者，知医以丸药下之，此非其治也。潮热者，实也。先宜服小柴胡汤以解外，后以柴胡加芒硝汤主之。（一〇四）

大柴胡汤

◇邪在少阳，里热结实。伤寒发热，汗出不解，心中痞硬，呕吐而下利者，大柴胡汤主之。（一六五）

◇邪在少阳，里有实热。太阳病，过经十余日，反二三下之，后四五日，柴胡证仍在者，先与小柴胡汤；呕不止，心下急，郁郁微烦者，为未解也，与大柴胡汤下之则愈。（一〇三）

◇少阳阳明合病。伤寒十余日，热结在里，复往来寒热者，与大柴胡汤……（一三六）

柴胡加芒硝汤

◇少阳之邪未解，又兼阳明里实，肠中有燥屎。伤寒十三日，不解，胸胁满而呕，日晡所发潮热。已而微利，此本柴胡证，下之以不得利，今反利者，知医以丸药下之，此非其治也。

潮热者，实也。先宜服小柴胡以解外，后以柴胡加芒硝汤主之。（一〇四）

柴胡桂枝汤

◇太少并病。伤寒六七日，发热，微恶寒，支节烦疼，微呕，心下支结，外证未去者，柴胡桂枝汤主之。（一四六）

柴胡桂枝干姜汤

◇邪陷少阳，水饮未化。伤寒五六日，已发汗而复下之，胸胁满微结，小便不利，渴而不呕，但头汗出，往来寒热，心烦者，此为未解也，柴胡桂枝干姜汤主之。（一四七）

柴胡加龙骨牡蛎汤

◇少阳不解，邪热内陷，热盛伤气。伤寒八九日，下之，胸满烦惊，小便不利，谵语，一身尽重，不可转侧者，柴胡加龙骨牡蛎汤主之。（一〇七）

（五）栀子豉汤类（7方）

栀子豉汤

◇余热内扰胸中。发汗吐下后，虚烦不得眠，若剧者，若反复颠倒，心中懊憹，栀子豉汤主之……（七六）

◇热郁胸中。发汗，若下之，而烦热，胸中窒者，栀子豉汤主之。（七七）

◇邪热乘虚，结于心中。伤寒五六日，大下之后，身热不去，心中结痛者，未欲解也，栀子豉汤主之。（七八）

◇热郁胸膈。阳明病，脉浮而紧，咽燥口苦，腹满而喘，发热汗出，不恶寒，反恶热，身重。若发汗则躁，心愦愦，反谵语。若加温针，必怵惕，烦躁不得眠。若下之，则胃中空虚，客气动膈，心中懊憹，舌上胎者，栀子豉汤主之……（二二一）

◇余热未去，郁于胸膈。阳明病下之，其外有热，手足温，不结胸，心中懊憹，饥不能食，但头汗出者，栀子豉汤主之。（二二八）

◇余热未尽，郁于胸中。下利后，更烦，按之心下濡者，为虚烦也，宜栀子豉汤。（三七五）

◇平素胸胃虚寒。凡用栀子汤，病人旧微溏者，不可与服之。（八一）

栀子甘草豉汤

◇胸中少气，余热内扰。发汗吐下后，虚烦不得眠，若剧者，必反复颠倒，心中懊憹，栀子豉汤主之；若少气者，栀子甘草豉汤主之……（七六）

栀子生姜豉汤

◇余热不尽，胃气不和。发汗吐下后，虚烦不得眠，若剧者，必反复颠倒，心中懊憹，栀子豉汤主之；若少气者，栀子甘草豉汤主之；若呕者，栀子生姜豉汤主之。（七六）

栀子干姜汤

◇胸膈有热，中焦寒积。伤寒，医以丸药大下之，身热不去，微烦者，栀子干姜汤主之。（八〇）

栀子柏皮汤

◇湿热郁蒸，热邪较重。伤寒身黄，发热，栀子柏皮汤主之。（二六一）

栀子厚朴汤

◇热郁胸中兼中焦气滞。伤寒下后，心烦腹满，卧起不安者，栀子厚朴汤主之。（七九）

枳实栀子豉汤

◇病后余热未尽。大病差后，劳复者，枳实栀子豉汤主之。（三九三）

（六）泻心汤类（11方）

半夏泻心汤

◇胃寒肠热，虚实夹杂。伤寒五六日，呕而发热者，柴胡汤证具，而以它药下之，柴胡证仍在者，复与柴胡汤。此虽已下之，不为逆，必蒸蒸而振，却发热汗出而解。若心下满而硬痛者，此为结胸也，大陷胸汤主之。但满而不痛者，此为痞，柴胡不中与之，宜半夏泻心汤。（一四九）

生姜泻心汤

◇胃虚食滞，肠中夹热。伤寒汗出，解之后，胃中不和，心下痞硬，干噫食臭，胁下有水气，腹中雷鸣，下利者，生姜泻心汤主之。（一五七）

甘草泻心汤

◇胃中虚寒，肠中夹热。伤寒中风，医反下之，其人下利日数十行，谷不化，腹中雷鸣，心下痞硬而满，干呕，心烦不得安。医见心下痞，谓病不尽，复下之，其痞益甚，此非结热，但以胃中虚，客气上逆，故使硬也，甘草泻心汤主之。（一五八）

大黄黄连泻心汤

◇无形热邪，聚于心下。心下痞，按之濡，其脉关上浮者，大黄黄连泻心汤主之。（一五四）

附子泻心汤

◇胃中蕴热，兼表阳虚。心下痞，而复恶寒汗出者，附子泻

心汤主之。（一五五）

黄连汤

◇邪气阻滞于中，寒热分据上下。伤寒，胸中有热，胃中有邪气，腹中痛，欲呕吐者，黄连汤主之。（一七三）

黄芩汤

◇邪热主要在里在下。太阳与少阳合病，自下利者，与黄芩汤……（一七二）

黄芩加半夏生姜汤

◇太少合病，邪热在里，胃气上逆。太阳与少阳合病，自下利者，与黄芩汤；若呕者，黄芩加半夏生姜汤主之。（一七二）

干姜黄芩黄连人参汤

◇上热下寒。伤寒本自寒下，医复吐下之，寒格更逆吐下，若食入口即吐，干姜黄芩黄连人参汤主之。（三五九）

旋覆代赭汤

◇胃虚，痰结，气逆。伤寒发汗，若吐，若下，解后，心下痞硬，噫气不除者，旋覆代赭汤主之。（一六一）

厚朴生姜半夏甘草人参汤

◇汗后脾虚气滞。发汗后，腹胀满者，厚朴生姜半夏甘草人参汤主之。（六六）

（七）承气汤类（12方）

大承气汤

◇太阳表邪已解，阳明里实已成。阳明病，脉迟，虽汗出，不恶寒者，其身必重，短气，腹满而喘，有潮热者，此外欲解，可攻里也，手足濈然汗出者，此大便已硬也，大承气汤主之……（二〇八）

◇邪实正虚，阳明腑实。伤寒，若吐若下后，不解，不大便五六日，上至十余日，日晡所发潮热，不恶寒，独语如见鬼状。若剧者，发则不识人，循衣摸床，惕而不安，微喘直视，脉弦者

生，涩者死；微者，但发热谵语者，大承气汤主之。若一服利，则止后服。（二一二）

◇阳明腑实内结。阳明病，谵语，有潮热，反不能食者，胃中必有燥屎五六枚也，若能食者，但硬耳，宜大承气汤下之。（二一五）

◇表解里实。汗出谵语者，以有燥屎在胃中，此为风也。须下者，过经乃可下之。下之若早，语言必乱，以表虚里实故也。下之愈，宜大承气汤。（二一七）

◇表邪传里化热燥结成实。二阳并病，太阳证罢，但发潮热，手足漐漐汗出，大便难而谵语者，下之则愈，宜大承气汤。（二二〇）

◇实热内结，燥屎未尽。阳明病，下之，心中懊侬而烦，胃中有燥屎者，可攻。腹微满，初头硬，后必溏，不可攻之，若有燥屎者，宜大承气汤。（二三八）

◇下后热邪复聚，燥屎互结。大下后，六七日不大便，烦不解，腹满痛者，此有燥屎也，所以然者，本有宿食故也，宜大承气汤。（二四一）

◇燥屎内结，腑气阻滞。病人小便不利，大便乍难乍易，时有微热，喘冒不能卧者，有燥屎也，宜大承气汤。（二四二）

◇里热成实，燥屎已成。若不大便六七日，小便少者，虽不能食，但初头硬，后必溏，未定成硬，攻之必溏，须小便利，屎定硬，乃可攻之，宜大承气汤。（二五一）

◇热邪伏里，劫灼津液之危候。伤寒六七日，目中不了了，睛不和，无表里证，大便难，身微热者，此为实也，急下之，宜大承气汤。（二五二）

◇实热内结，逼津外泄。阳明病，发热汗多者，急下之，宜

大承气汤。（二五三）

◇津液外夺，燥热成实。发汗不解，腹满痛者，急下之，宜大承气汤。（二五四）

◇里热结实。腹满不减，减不足言，当下之，宜大承气汤。（二五五）

◇胃中有宿食。阳明少阳合病，必下利。其脉不负者，为顺也。负者，失也，互相克贼，名为负也。脉滑而数者，有宿食也，当下之，宜大承气汤。（二五六）

◇伏热在里，灼伤肾阴。少阴病，得之二三日，口燥咽干者，急下之，宜大承气汤。（三二〇）

◇燥实在里，热结旁流。少阴病，自利清水，色纯青，心下必痛，口干燥者，急下之，宜大承气汤。（三二一）

◇热化成实，腑气壅塞。少阴病六七日，腹胀不大便者，急下之，宜大承气汤。（三二二）

◇里热上犯。伤寒，不大便六七日，头痛有热者，与承气汤……（五六）

◇表邪未尽，燥实已成。病人烦热，汗出则解，又如疟状，日晡所发热者，属阳明也。脉实者，宜下之；脉浮虚者，宜发汗。下之，与大承气汤；发汗，宜桂枝汤。（二四〇）

◇表邪未解。若汗多，微发热恶寒者，外未解也，其热不潮，未可与承气汤……（二〇八）

◇胃腑实热，大便不硬者，尚未燥结成实。阳明病，潮热，大便微硬者，可与大承气汤；不硬者，不可与之……（二〇九）

小承气汤

◇阳明热甚，津液外泄。阳明病，其人多汗，以津液外出，胃中燥，大便必硬，硬则谵语，小承气汤主之。若一服谵语止者，更莫复服。（二一三）

◇阳明里热，燥结未甚。阳明病，谵语，发潮热，脉滑而疾者，小承气汤主之……（二一四）

◇燥屎内结，热结旁流。下利谵语者，有燥屎也，宜小承气汤（三七四）

◇里虽实而满，燥结不甚。若腹大满不通者，可与小承气汤微和胃气，勿令致大泄下。（二〇八）

◇试探燥属成否。若不大便六七日，恐有燥屎，欲知之法，少与小承气汤，汤入腹中，转矢气者，此有燥屎也，乃可攻之……（二〇九）

◇试探燥屎法及下后伤津，再成燥实。若不转矢气者，此但初头硬，后必溏，不可攻之，攻之必胀满不能食也。欲饮水者，与水则哕。其后发热者，必大便复硬而少也，以小承气汤和之，不转矢气者，慎不可攻也。（二〇九）

◇津液受损，成里实便硬。太阳病，若吐、若下、若发汗后，微烦，小便数，大便因硬者，与小承气汤和之愈（二五〇）

◇燥热在里，但胃尚未虚，肠未成实。得病二三日，脉弱，无太阳、柴胡证，烦燥，心下硬，至四五日，虽能食，以小承气汤少少与微和之，令小安，至六日，与承气汤一升……（二五一）

◇邪实而里虚甚。因与承气汤一升，腹中转气者，更服一升；若不转气者，勿更与之。明日又不大便，脉反微涩者，里虚也，为难治，不可更与承气汤也。（二一四）

调胃承气汤

◇在里实热未除。伤寒十三日，过经谵语者，以有热也，当以汤下之，若小便利者，大便当硬，而反下利，脉调和者，知医以丸药下之，非其治也。若自下利者，脉当微厥；今反和者，此为内实也，调胃承气汤主之。（一〇五）

◇燥热盛于里。太阳病三日，发汗不解，蒸蒸发热者，属胃也，调胃承气汤主之。（二四八）

◇里有实邪。太阳病未解，脉阴阳俱停，必先振栗汗出而解，但阳脉微者，先汗出而解；但阴脉微者，下之而解。若欲下之，宜调胃承气汤。（九四）

◇胃有邪热。伤寒，脉浮，自汗出，小便数，心烦，微恶寒，脚挛急。反与桂枝欲攻其表，此误也……若胃气不和，谵语者，少与调胃承气汤。（二九）

◇胃中津伤，转入阳明，化热化燥。发汗后，恶寒者，虚故也；不恶寒，但热者，实也，当和胃气，与调胃承气汤。（七〇）

◇胃津伤，结成实热，中气被阻。太阳病，过经十余日，心下温温欲吐，而胸中痛，大便反溏，腹微满，郁郁微烦，先此时自极吐下者，与调胃承气汤；若不尔者，不可与。但欲呕，胸中痛，微溏者，此非柴胡汤证，以呕，故知极吐下也。（一二三）

◇胃实热郁。阳明病，不吐不下，心烦者，可与调胃承气汤。(二〇七)

◇里热内结。以承气汤微溏，则止其谵语，故知病可愈。(三〇)

桃核承气汤

◇表已解，下焦热盛血瘀。太阳病不解，热结膀胱，其人如狂，血自下，下者愈。其外不解者，尚未可攻，当先解其外。外解已，但少腹急结者，乃可攻之，宜桃核承气汤。(一〇六)

抵当汤

◇瘀热在里，下焦蓄血。太阳病，六七日，表证仍在，脉微而沉，反不结胸，其人发狂者，以热在下焦，少腹当硬满；小便自利者，下血乃愈。所以然者，以太阳随经，热在里故也，抵当汤主之。(一二四)

◇下焦蓄血身黄。太阳病身黄，脉沉结，少腹硬，小便不利者，为无血也；小便自利，其人如狂者，血证谛也，抵当汤主之。(一二五)

◇素有瘀血与热相结。阳明证，其人喜忘者，必有蓄血。所以然者，本有久瘀血，故令喜忘，屎虽硬，大便反易，其色必黑者，宜抵当汤下之。(二三七)

◇血热成瘀，胃中燥结。病人无表里证，发热七八日，虽脉浮数者，可下之。假令已下，脉数不解，合热则消谷喜饥，至六七日不大便者，有瘀血，宜抵当汤。若脉数不解，而下不止，必协热便脓血也。（二五七、二五八）

抵当丸

◇下焦蓄血。伤寒有热，少腹满，应小便不利，今反利者，为有血也，当下之，不可余药，宜抵当丸。（一二六）

大陷胸汤

◇阳邪内陷，热与水结。太阳病，脉浮而动数，浮则为风，数则为热，动则为痛，数则为虚，头痛发热，微盗汗出，而反恶寒者，表未解也。医反下之，动数变迟，膈内拒痛，胃中空虚，客气动膈，短气躁烦，心中懊侬，阳气内陷，心下因硬，则为结胸，大陷胸汤主之……（一三四）

◇水热结于心下。伤寒六七日，结胸热实，脉沉而紧，心下痛，按之石硬者，大陷胸汤主之。（一三五）

◇水热结于胸胁，郁蒸于上。伤寒十余日，热结在里，复往来寒热者，与大柴胡汤；但结胸，无大热者，此为水结在胸胁也，但头微汗出者，大陷胸汤主之。（一三六）

◇津液重伤，表邪内陷，热与水结。太阳病，重发汗而复下之，不大便五六日，舌上燥而渴，日晡所小有潮热，从心下至少腹硬满而痛不可近者，大陷胸汤主之。（一三七）

◇下后热邪内陷，与水饮相结。伤寒五六日，呕而发热者，柴胡汤证具，而以它药下之，柴胡证仍在者，复与柴胡汤。此虽已下之，不为逆，必蒸蒸而振，却发热汗出而解。若心下满而硬痛者，此为结胸也，大陷胸汤主之……（一四九）

小陷胸汤

◇痰结心下。小结胸病，正在心下，按之则痛，脉浮滑者。小陷胸汤主之。（一三八）

大陷胸丸

◇位置较高的水热互结。结胸者，项亦强，如柔痓状。下之则和，宜大陷胸丸。（一三一）

十枣汤

◇水饮停聚胸胁。太阳中风，下利呕逆，表解者，乃可攻之。其人漐漐汗出，发作有时，头痛，心下痞硬满，引胁下痛，干呕短气，汗出不恶寒者，此表解里未和也，十枣汤主之。（一五二）

麻子仁丸

◇胃强脾弱，津伤不布。趺阳脉浮而涩，浮则胃气强，涩则小便数，浮涩相搏，大便则硬，其脾为约，麻子仁丸主之。（二四七）

白散（三物白散）

◇水寒互结。寒实结胸，无热证者，与三物小陷胸汤，白散亦可服。（一四一）

（八）白虎汤类（3方）

白虎汤

◇太阳转阳明，表里俱热。（里有寒的寒字，应为热字之误第三五〇条可证）。伤寒，脉浮滑，此表有热，里有寒，白虎汤主之。（一七六）

◇三阳合病，阳明热盛，热邪充斥。三阳合病，腹满身重，难于转侧，口不仁，面垢，谵语，遗尿。发汗则谵语；下之则额

上生汗，手足逆冷，若自汗出者，白虎汤主之。（二一九）

◇无形热伏于里，热深厥深。伤寒，脉滑而厥者，里有热，白虎汤主之（三五〇）

◇余邪未解。伤寒，脉浮，发热无汗，其表不解，不可与白虎汤……（一七〇）

白虎加人参汤

◇邪传阳明，里热伤津。服桂枝汤，大汗出后，大烦渴不解，脉洪大者，白虎加人参汤主之。（二六）

◇热结于里，热盛伤津。伤寒，若吐若下后，七八日不解，热结在里，表里俱热，时时恶风，大渴，舌上干燥而烦，欲饮水数升者，白虎加人参汤主之。（一六八）

◇邪由表传里，里热炽盛，气液两伤。伤寒，无大热，口燥渴，心烦，背微恶寒者，白虎加人参汤主之。（一六九）

◇外无表邪，里热津伤。伤寒，脉浮，发热无汗，其表不解，不可与白虎汤；渴欲饮水无表证者，白虎加人参汤与之。（一七〇）

◇邪热炽盛，津液耗损。阳明病，脉浮而紧，咽燥口苦，腹满而喘，发热汗出，不恶寒，反恶热，身重。若发汗则躁，心愦愦，反谵语。若加温针，必怵惕，烦躁不得眠。若下之，则胃中空虚，客气动膈，心中懊侬，舌上胎者，栀子豉汤主之；若渴欲饮水，口干舌燥者，白虎加人参汤主之……（二二一）

竹叶石膏汤

◇病后气津两伤，胃虚气逆，余热未除。伤寒解后，虚羸少气，气逆欲吐，竹叶石膏汤主之。（三九七）

（九）五苓散类（4方）

五苓散

◇表邪未解，水气不化。太阳病，发汗后，大汗出，胃中干，烦躁不得眠，欲得饮水者，少少与饮之，令胃气和则愈；若脉浮，小便不利，微热消渴者，五苓散主之（七一）

◇外有表邪，内有蓄水。发汗已，脉浮数，烦渴者，五苓散主之。（七二）

◇水饮内蓄，气化不行。伤寒，汗出而渴者，五苓散主之；不渴者，茯苓甘草汤主之。（七三）

◇表未解，水蓄下焦，膀胱气化不行。中风发热，六七日不解而烦，有表里证，渴欲饮水，水入则吐者，名曰水逆，五苓散主之。（七四）

◇水饮内停，气化不行。本以下之，故心下痞，与泻心汤，痞不解，其人渴而口燥，烦，小便不利者，五苓散之。（一五六）

◇表里受邪，气化失司。霍乱，头痛发热，身疼痛，热多欲

饮水者，五苓散主之……（三八六）

◇水饮停蓄不化。太阳病，寸缓关浮尺弱，其人发热汗出，复恶寒，不呕，但心下痞者，此以医下之也。如其不下者，病人不恶寒而渴者，此转属阳明也。小便数者，大便必硬，不更衣十日，无所苦也。渴欲饮水，少少与之，但以法救之。渴者，宜五苓散。（二四四）

◇水停不化。病在阳，应以汗解之，反以冷水潠之，若灌之，其热被劫，不得去，弥更益烦，肉上粟起，意欲饮水，反不渴者，服文蛤散；若不差者，与五苓散。（一四一）

猪苓汤

◇阴虚有热，水气不利。阳明病……若脉浮发热，渴欲饮水，小便不利者，猪苓汤主之。（二二三）

◇阴虚兼水热互结。少阴病，下利六七日，咳而呕渴，心烦不得眠者，猪苓汤主之。（三一九）

◇津液已伤，内无停饮。阳明病，汗出多而渴者，不可与猪苓汤，以汗多胃中燥，猪苓汤复利其小便故也。（二二四）

茯苓甘草汤

◇水停中焦，气化不行。伤寒，汗出而渴者，五苓散主之；不渴者，茯苓甘草汤主之。（七三）

◇水停心下，胸阳被遏。伤寒厥而心下悸，宜先治水，当服茯

苓甘草汤，却治其厥，不尔，水渍入胃，必作利也。（三五六）

文蛤散

◇表邪不解，阳郁于里有渐欲化热之势。病在阳，应以汗解之，反以冷水潠之，若灌之，其热被劫，不得去，弥更益烦，肉上粟起，意欲饮水，反不渴者，服文蛤散。（一四一）

（十）四逆汤类（8方）

四逆汤

◇大汗亡阳。伤寒，脉浮，自汗出，小便数，心烦，微恶寒，脚挛急。反与桂枝欲攻其表，此误也……若重发汗，复加烧针者，四逆汤主之。（二九）

◇表有假热，里有真寒。脉浮而迟，表热里寒，下利清谷者，四逆汤主之。（二二五）

◇阳亡于外，寒盛于内。大汗出，热不去，内拘急，四肢疼，又下利厥逆而恶寒者，四逆汤主之。（三五三）

◇阳虚阴盛。大汗，若大下利而厥冷者，四逆汤主之。（三五四）

◇阴盛格阳，胃气衰败。呕而脉弱，小便复利，身有微热，见厥者难治，四逆汤主之。（三七七）

◇亡阳液脱。吐利汗出，发热恶寒，四肢拘急，手足厥冷者，四逆汤主之。（三八八）

◇阴寒内盛，阳气浮越，阴阳俱亡。既吐且利，小便复利而大汗出，下利清谷，内寒外热，脉微欲绝者，四逆汤主之。（三八九）

◇表邪未解，里有虚寒。伤寒，医下之，续得下利清谷不止，身疼痛者，急当救里；后身疼痛，清便自调者，急当救表。救里宜四逆汤……（九一）

◇表邪未解，里阳虚甚。病发热头痛，脉反沉，若不差，身体疼痛，当救其里，宜四逆汤。（九二）

◇阳气大虚，阴寒极盛。少阴病，脉沉者，急温之，宜四逆汤。（三二三）

◇阳虚不化，寒饮内停。少阴病……若膈上有寒饮，干呕者，不可吐也，当温之，宜四逆汤。（三二四）

◇表邪未解，里虚寒甚。下利腹胀满，身体疼痛者，先温其里，乃攻其表。温里，宜四逆汤。（三七二）

◇里有虚寒。自利不渴者，属太阴，以其脏有寒故也，当温之，宜服四逆辈。（二七七）

四逆加人参汤

◇阳虚液脱。恶寒脉微而复利，利止亡血也，四逆加人参汤主之。（三八五）

茯苓四逆汤

◇阴阳两虚。发汗，若下之，病仍不解，烦躁者，茯苓四逆汤主之。（六九）

通脉四逆汤

◇阴盛格阳，真寒假热。少阴病，下利清谷，里寒外热，手足厥逆，脉微欲绝，身反不恶寒，其人面色赤，或腹痛，或干呕，或咽痛，或利止脉不出者，通脉四汤逆主之。（三一七）

◇阴寒内盛，逼阳外越。下利清谷，里寒外热，汗出而厥者，通脉四逆汤主之。（三七〇）

通脉四逆加猪胆汁汤

◇阴竭阳亡。吐已下断，汗出而厥，四肢拘急不解，脉微欲绝者，通脉四逆加猪胆汁汤主之。（三九〇）

干姜附子汤

◇阳气将亡。下之后，复发汗，昼日烦躁不得眠，夜而安静，不呕，不渴，无表证，脉沉微，身无大热者，干姜附子汤主

之。（六一）

白通汤

◇阴盛阳衰。少阴病，下利，白通汤主之。（三一四）

◇阳虚阴盛，阳为阴拒，气郁脉微。少阴病，下利，脉微者，与白通汤……（三一五）

白通加猪胆汁汤

◇阴盛阳衰，阳欲上脱。少阴病，下利，脉微者，与白通汤，利不止，厥逆无脉，干呕烦者，白通加猪胆汁汤主之。服汤，脉暴出者死，微续者生。（三一五）

（十一）理中汤类（8方）

理中丸（汤）

◇表邪存在，里虚寒甚。霍乱，头痛，发热，身疼痛，热多欲饮水者，五苓散主之。寒多不用水者，理中丸主之。（三八六）

◇大病后脾胃虚寒。大病差后，喜唾，久不了了，胸上有寒，当以丸药温之，宜理中丸。（三九六）

◇理中的应用时机不当。伤寒，服汤药，下利不止，心下痞硬。服泻心汤已，复以他药下之，利不止。医以理中与之，利益甚。理中者，理中焦，此利在下焦……（一五九）

真武汤

◇阳虚水泛。太阳病发汗，汗出不解，其人仍发热，心下悸，头眩，身瞤动，振振欲擗地者，真武汤主之。（八二）

◇脾胃阳虚，水气不化。少阴病，二三日不已，至四五日，腹痛，小便不利，四肢沉重疼痛，自下利者，此为有水气，其人或咳，或小便利，或下利，或呕者，真武汤主之。（三一六）

附子汤

◇少阴感寒，阳气虚弱。少阴病，得之一二日，口中和，其背恶寒者，当灸之，附子汤主之。（三〇四）

◇阳气虚弱，寒湿凝滞。少阴病，身体痛，手足寒，骨节痛，脉沉者，附子汤主之。（三〇五）

甘草附子汤

◇风湿盛而阳微。风湿相搏，骨节疼烦，掣痛不得屈伸，近之则痛剧，汗出短气，小便不利，恶风不欲去衣，或身微肿者，

甘草附子汤主之。（一七五）

桂枝加附子汤

◇发汗太过，阳虚液脱。太阳病，发汗，遂漏不止，其人恶风，小便难，四肢微急，难以屈伸者，桂枝加附子汤主之。（二〇）

桂枝附子去桂加白术汤

◇风湿留着肌肉。伤寒八九日，风湿相搏，身体疼烦，不能自转侧，不呕不渴，脉浮虚而涩者，桂枝附子汤主之；若其人大便硬，小便自利者，去桂加白术汤主之。（一七四）

茯苓桂枝白术甘草汤

◇中焦阳虚，水气内停。伤寒，若吐若下后，心下逆满，气上冲胸，起则头眩，脉沉紧，发汗则动经，身为振振摇者，茯苓桂枝白术甘草汤主之。（六七）

桂枝人参汤

◇里寒夹表热，协热下利。太阳病，外证未除，而数下之，

遂协热而利，利下不止，心下痞硬，表里不解者，桂枝人参汤主之。（一六三）

（十二）杂方类（24方）

四逆散

◇肝气郁结，阳郁于里。少阴病，四逆，其人或咳，或悸，或小便不利，或腹中痛，或泄利下重者，四逆散主之。（三一八）

赤石脂禹余粮汤

◇下焦滑脱不固。伤寒，服汤药，下利不止，心下痞硬。服泻心汤已，复以他药下之，利不止。医以理中与之，利益甚。理中者，理中焦，此利在下焦，赤石脂禹余粮汤主之。复不止者，当利其小便。（一五九）

桃花汤

◇脾肾阳虚，下焦滑脱。少阴病，下利，便脓血者，桃花汤主之。（三〇六）

◇肠胃虚寒，下焦不固，寒湿凝泣。少阴病，二三日至四五

日，腹痛，小便不利，下利不止，便脓血者，桃花汤主之。（三〇七）

吴茱萸汤

◇胃中虚寒。食谷欲呕，属阳明也，吴茱萸汤主之；得汤反剧者，属上焦也。（二四三）

◇寒邪犯胃，浊阴上犯。少阴病，吐利，手足逆冷，烦躁欲死者，吴茱萸汤主之。（三〇九）

◇肝胃寒凝，浊阴上泛。干呕，吐涎沫，头痛者，吴茱萸汤主之。（三七八）

甘草汤

◇少阴客热上犯。少阴病二三日，咽痛者，可与甘草汤……（三一一）

桔梗汤

◇少阴客热不解。少阴病二三日，咽痛者，可与甘草汤；不差者，与桔梗汤。（三一一）

猪肤汤

◇少阴阴虚，咽喉不利。少阴病，下利，咽痛，胸满，心烦，猪肤汤主之。（三一〇）

半夏散及汤

◇少阴感寒，热郁咽中。少阴病，咽中痛，半夏散及汤主之。（三一三）

苦酒汤

◇痰火互结咽部。少阴病，咽中伤，生疮，不能语言，声不出者，苦酒汤主之。（三一二）

甘草干姜汤　芍药甘草汤

◇误服桂枝汤致阴阳两虚的救逆法。伤寒，脉浮，自汗出，小便数，心烦，微恶寒，脚挛急，反与桂枝欲攻其表，此误也。得之便厥，咽中干，烦躁吐逆者，作甘草干姜汤与之，以复其阳；若厥愈足温者，更作芍药甘草汤与之，其脚即伸……（二九）

问曰：证象阳旦，按法治之而增剧，厥逆，咽中干，两胫拘急而谵语。师曰：言夜半手足当温，两脚当伸，后如师言。何以知此？答曰：寸口脉浮而大，浮为风，大为虚，风则生微热，虚则两胫挛，病形象桂枝，因加附子参其间，增桂令汗出，附子温经，亡阳故也。厥逆咽中干，烦躁，阳明内结，谵语，烦乱，更饮甘草干姜汤。夜半阳气还，两足当热，胫尚微拘急，重与芍药甘草汤，尔乃胫伸。以承气汤微溏，则止其谵语，故知病可愈。（三〇）

芍药甘草附子汤

◇阳虚阴不足。发汗，病不解，反恶寒者，虚故也。芍药甘草附子汤主之。（六八）

炙甘草汤

◇心血不足，心阳不振。伤寒，脉结代，心动悸，炙甘草汤主之。（一七七）

茵陈蒿汤

◇湿热郁蒸，瘀热在里。阳明病，发热汗出者，此为热越，不能发黄也；但头汗出，身无汗，剂颈而还，小便不利，渴引水浆者，此为瘀热在里，身必发黄，茵陈蒿汤主之。（二三六）

◇湿热郁积在里。伤寒七八日，身黄如橘子色，小便不利，腹微满者，茵陈蒿汤主之。（二六〇）

麻黄连轺赤小豆汤

◇表邪不解，湿热内蕴。伤寒瘀热在里，身必黄，麻黄连轺赤小豆汤主之。（二六二）

麻黄升麻汤

◇上热下寒，正虚邪陷，阴阳错杂。伤寒六七日，大下后，寸脉沉而迟，手足厥逆，下部脉不至，咽喉不利，唾脓血，泄利不止者，为难治，麻黄升麻汤主之。（三五七）

黄连阿胶汤

◇阴虚阳亢，心肾不交。少阴病，得之二三日以上，心中烦，不得卧，黄连阿胶汤主之。（三〇三）

乌梅丸

◇寒热错杂，土虚木旺。伤寒，脉微而厥，至七八日肤冷，其人躁无暂安时者，此为脏厥，非蛔厥也。蛔厥者，其人当吐蛔。今病者静，而复时烦者，此为脏寒，蛔上入其膈，故烦，须臾复止，得食而呕又烦者，蛔闻食臭出，其人常自吐蛔，蛔厥者，乌梅丸主之。又主久利。（三三八）

白头翁汤

◇里热下迫，秽浊壅滞。热利，下重者，白头翁汤主之。（三七一）

◇里热炽盛，下迫大肠。下利，欲饮水者，以有热故也，白头翁汤主之。（三七三）

牡蛎泽泻散

◇腰以下水气不化。大病差后，从腰以下有水气者，牡蛎泽泻散主之。（三九五）

瓜蒂散

◇痰涎壅塞胸膈。病如桂枝证，头不痛，项不强，寸脉微浮，胸中痞硬，气上冲咽喉不得息者，此为胸有寒也，当吐之，宜瓜蒂散。（一六六）

◇痰涎壅阻胸中，阳气受阻。病人手足厥冷，脉乍紧者，邪结在胸中，心下满而烦，饥不能食者，病在胸中，当须吐之，宜瓜蒂散。（三五五）

诸亡血虚家，不可与瓜蒂散。（方后注）

蜜煎导方

◇肠胃津伤而便结。阳明病，自汗出，若发汗，小便自利者，此为津液内竭，虽硬不可攻之，当须自欲大便，宜蜜煎导而通之，若土瓜根及大猪胆汁，皆可为导。（二三三）

烧裈散

◇津亏火炽。伤寒阴阳易之为病，其人身体重，少气，少腹里急，或引阴中拘挛，热上冲胸，头重不欲举，眼中生花，膝胫拘急者，烧裈散主之。（三九二）

禹余粮丸（方缺）

◇心气虚于上，阴液竭于下。汗家重发汗，必恍惚心乱，小便已阴疼，与禹余粮丸。（八八）

附一：制剂法

1. 去上沫

麻黄入汤剂，宜 先煎并去上沫。共 13 方。

麻黄汤、麻黄连轺赤小豆汤、麻黄细辛附子汤、麻黄附子甘草汤、麻黄升麻汤、麻杏石甘汤、葛根汤、葛根加半夏汤、桂枝麻黄各半汤、桂枝二麻黄一汤、桂枝二越婢一汤、大青龙汤、小青龙汤。

2. 先煮

（1）先煮麻黄（麻黄汤、麻杏石甘汤、桂枝麻黄各半汤、桂枝二麻黄一汤、桂枝二越婢一汤、麻黄连轺赤小豆汤、麻黄细辛附子汤、麻黄附子甘草汤、麻黄升麻汤、大青龙汤、小青龙汤）。

（2）先煮葛根（葛根黄芩黄连汤）。

（3）先煮麻黄、葛根（葛根汤、葛根加半夏汤，桂枝加葛根汤）。

（4）先煮茯苓（茯苓桂枝甘草大枣汤）。

（5）先煮蜀漆（桂枝去芍药加蜀漆牡蛎龙骨救逆汤）。

（6）先煮栝楼（小陷胸汤）。

（7）先煮茵陈（茵陈蒿汤）。

（8）空煮清浆水（枳实栀子豉汤）。

3. 后下（原文虽明言某药“先煮”，但其本意是余药宜后下或冲服，并非该药须久煎，故对此类宜归入“后下”）

（1）桂枝后下（桂枝人参汤）。

（2）芒硝更上火微沸（调胃承气汤、大承气汤、大陷胸汤、柴胡加芒硝汤、桃核承气汤）。

（3）阿胶烊消（炙甘草汤、猪苓汤、黄连阿胶汤）。

（4）香豉后下（栀子豉汤、栀子甘草豉汤、栀子生姜豉汤、枳实栀子豉汤）。

（5）大黄后下（大承气汤）。

4. 去滓更煮再煎

小柴胡汤、大柴胡汤、半夏泻心汤、生姜泻心汤、甘草泻心汤、柴胡桂枝干姜汤、旋覆代赭汤。

说明:《伤寒论》中还有 100 方均记有“去滓”，此为汤剂一般方法，不再一一列举。

5. 微火煮

（1）微火煮取三升（桂枝汤、桂枝加厚朴杏子汤）。

（2）内芒硝更上火微沸（调胃承气汤、大承气汤、柴胡加芒硝汤、桃核承气汤）。

（3）蜜，于铜器内微火煎（蜜煎导方）。

（4）内饴，更上微火消解（小建中汤）。

6. 特殊溶剂（煎）

甘澜水（茯苓桂枝甘草大枣汤）。

清浆水（枳实栀子豉汤）。

潦水（麻黄连轺赤小豆汤）。

清酒（炙甘草汤、当归四逆加吴茱萸生姜汤）。

苦酒（苦酒汤）。

麻沸汤（附子泻心汤、大黄黄连泻心汤）。

热汤（瓜蒂散）。

5. 丸散加工——捣筛

（1）各别捣为散（十枣汤）。

（2）各别捣筛（瓜蒂散、半夏散及汤）。

（3）异捣、筛（乌梅丸、牡蛎泽泻散）。

（4）捣、筛（四逆散、大陷胸丸、理中丸）。

（5）捣为散（五苓散）。

（6）捣分四丸（抵当汤）。

（7）为散，内巴豆于臼中杵之（白散方）。

（8）合研如脂、和散（大陷胸丸）。

（9）蜜和丸（麻子仁丸、理中丸、乌梅丸）。

（10）利用核仁自为丸（抵当丸、大陷胸丸）。

附二：服药法

（一）汤剂服药频次

1. 顿服

“顿”，含有立刻之意，即立刻服或一次服尽。计 5 方。

干姜附子汤（以水三升，煮取一升）。

桂枝甘草汤（以水三升，煮取一升）。

桂枝麻黄各半汤（本云：桂枝汤三合，麻黄汤一合，并为六合，顿服）。

大陷胸丸（取如弹丸一枚，别捣甘遂末一钱匕，白蜜二合，水二升，煮取一升，温，顿服之）。

瓜蒂散（以香豉一合，用热汤七合，煮作稀糜去渣。取汁和散，温，顿服之）。

调胃承气汤（二〇七条，温，顿服之）。

2. 两次服

（1）日二服（头服只服 1/4）

茯苓四逆汤（以水五升，煮取三升，温服七合，日二服）。

（2）日二服，日再服

甘草汤（以水三升，煮取一升半，温服七合，日二服）。

桂枝二麻黄一汤（以水五升，煮取二升，温服一升，日再服）。

（3）分温再服（未明言时间）

桔梗汤（以水三升，煮取一升）。

白通汤（以水三升，煮取一升）。

白通加猪胆汁汤（以水三升，煮取一升）。

四逆汤（以水三升，煮取一升二合）。

通脉四逆汤（以水三升，煮取一升二合）。

四逆加人参汤（以水三升，煮取一升二合）。

通脉四逆加猪胆汁汤（以水三升，煮取一升二合）。

大承气汤（以水四升，煮取一升二合）。

甘草干姜汤（以水三升，煮取一升五合）。

芍药甘草汤（以水三升，煮取一升五合）。

栀子柏皮汤（以水三升，煮取一升半）。

柴胡加芒硝汤（以水四升，煮取二升）。

干姜黄芩黄连人参汤（以水六升，煮取二升）。

枳实栀子豉汤（清浆水七升，煮取三升）。

大承气汤（以水一斗，先煮二物，取五升，去滓；内大黄，更煮取二升。去滓；内芒硝，更微火上一两沸，分温再服）。

（4）温服一升

桂枝二越婢一汤（以水五升，煮取二升）。

麻黄杏仁石膏甘草汤（以水七升，煮取二升）。

大陷胸汤（以水六升，煮取二升）。

白头翁汤（以水七升，煮取二升，温服一升。不愈，更服一升）。

（5）分二服，温进一服

栀子豉汤（以水四升，煮取一升半）。

栀子甘草豉汤（以水四升，煮取一升半）。

栀子生姜豉汤（以水四升，煮取一升半）。

栀子厚朴汤（以水四升，煮取一升半）。

栀子干姜汤（以水四升，煮取一升半）。

3. 三次服

（1）日三服

猪苓汤（以水四升，煮取二升，内胶烊消，温服七合）。

桂枝甘草龙骨牡蛎汤（以水五升，煮取二升半，温服八合）。

甘草附子汤（以水六升，煮取三升，温服一升）。

黄连阿胶汤（以水六升，煮取二升，温服七合）。

桃核承气汤（以水七升，煮取二升半，去滓。内芒硝，更上火微沸，先食温服五合）。

小建中汤（以水七升，煮取三升，去滓，内饴，更上微火消解，温服一升）。

桂枝加大黄汤（以水七升，煮取三升，温服一升）。

麻黄附子甘草汤（以水七升，煮取三升，温服一升）

吴茱萸汤（以水七升，煮取二升，温服七合）。

桃花汤（以水七升，煮米令熟，去滓，温服七合，内石脂末方寸匕，日三服）。

真武汤（以水八升，煮取三升，温服七合）。

炙甘草汤（以水八升，煮取三升，温服一升）。

附子汤（同上）。

当归四逆汤（同上）。

半夏泻心汤（以水一斗，煮取六升，去滓，再煎取三升，温服一升）。

生姜泻心汤（同上）。

甘草泻心汤（同上）。

旋覆代赭汤（同上）。

麻黄细辛附子汤（以水一斗，先煮麻黄，减二升，去上沫，内诸药，煮取三升，温服一升）。

竹叶石膏汤（以水一斗，煮取六升，去滓，内粳米，煮米熟，汤成去米，温服一升）。

白虎汤（以水一斗，煮米熟汤成，去滓，温服一升）。

白虎加人参汤（同上）。

茯苓桂甘枝草大枣汤（以甘澜水一斗，先煮茯苓减二升，内诸药，煮取三升温，服一升）。

小柴胡汤（以水一斗二升煮取六升，去滓，再煎取三升，温服一升）。

大柴胡汤（以水一斗二升，煮取六升，去滓，再煎，温服一升）。

柴胡桂枝干姜汤（以水一斗二升，煮取六升，去滓，再煎取三升，温服一升）。

五苓散（以白饮和，服方寸匕）。

四逆散（以白饮和，服方寸匕）。

牡蛎泽泻散（以白饮和，服方寸匕）。

烧裈散（水服方寸匕）。

桂枝汤（以水七升，煮取三升，温服一升……又不汗……半日许令三服尽。若汗不出乃服至两三剂）。

麻黄汤（以水九升，煮取二升半，温服八合）。

桂枝麻黄各半汤（以水五升，煮取一升八合，温服六合）。

（2）分温三服

茯苓甘草汤（以水四升，煮取二升）。

小陷胸汤（以水六升，煮取二升）。

赤石脂禹余粮汤（以水六升，煮取二升）。

桂枝附子汤（以水六升，煮取二升）。

桂枝去桂加白术汤（以水六升，煮取二升）。

茯苓桂枝白术甘草汤（以水六升，煮取三升）。

芍药甘草附子汤（以水五升，煮取一升五合）。

麻黄升麻汤（以水一斗，煮取三升）。

麻黄连轺赤小豆汤（以潦水一斗，煮取三升）。

茵陈蒿汤（以水一斗二升，先煮茵陈减六升，内二味，煮取三升）。

（3）温服一升（明训服用量）。

抵当汤（以水五升，煮取三升，温服一升，不下更服）。

桂枝加附子汤（以水七升，煮取三升）。

桂枝去芍药加附子汤（以水七升，煮取三升）。

桂枝加桂汤（以水七升，煮取三升）。

柴胡桂枝汤（以水七升，煮取三升）。

桂枝加厚朴杏子汤（以水七升，煮取三升）。

理中丸（用水八升，煮取三升）。

桂枝去桂加茯苓白术汤（以水八升，煮取三升）。

葛根黄芩黄连汤（以水八升，先煮葛根，减二升，内诸药，煮取二升）。

大青龙汤（以水九升，先煮麻黄，减二升，去上沫，内诸药，煮取三升）。

桂枝人参汤（以水九升，先煮四味，取五升，内桂，更煮取三升……日再，夜一服）。

桂枝加葛根汤（以水一斗，先煮麻黄葛根，减二升，去上沫，内诸药，煮取三升）。

葛根汤（同上）。

小青龙汤（同上）。

厚朴生姜半夏甘草人参汤（以水一斗，煮取三升）。

黄芩加半夏生姜汤（同上）。

桂枝加芍药生姜各一两人参三两新加汤（以水一斗二升，煮取三升）。

桂枝去芍药加蜀漆龙骨牡蛎救逆汤（以水一斗二升，先煮蜀漆，减二升，内诸药，煮取三升）。

4.（似）四次服

柴胡加龙骨牡蛎汤（以水八升，煮取四升，内大黄切如棋子，更煮一两沸，去滓，温服一升）。

5. 五次服

当归四逆加吴茱萸生姜汤（以水六升，清酒六升和，煮取五升，去滓温分五服）。

6. 六次服

猪肤汤（左一味，以水一升，煮取五升，去滓……温分六服）。

7. 少少温服（含咽）之

调胃承气汤（以水三升，煮取一升，去渣，内芒硝，更上火微煮令沸，少少温服之）。

苦酒汤（内半夏著苦酒中，以鸡子壳置刀环中，安火上，令三沸，去滓，少少含咽之）。

（二）散剂服法

除瓜蒂散、五苓散、四逆散、牡蛎泽泻散、烧裈散已指明顿服，日三服之外，尚有十枣汤的“平旦服”，“明日更服”和文蛤散、白散方未明确具体的次数。

十枣汤（右三味，等分，各分别捣为散。以水一升半，先煮大枣肥者十枚，取八合去滓，内药末。强人服一钱匕，羸人服半钱，温服之，平旦服，若下少病不除者，明日更服，加半钱）。

白散方（右三味，为散，内巴豆，更于臼中杵之，以白饮和服。强人半钱匕，羸者减之）。

文蛤（散）（以沸汤和一方寸匕服，汤用五合）。

（三）丸剂服法

本论丸剂虽只有五方，但丸的大小、制法、服法，时间都有明确规定。

大陷胸丸（右四味，捣筛三味内杏仁、芒硝，合研如脂，和散，取如弹丸一枚，别捣甘遂末一钱匕，白蜜二合，水二升，煮取一升，温，顿服之）。

麻子仁丸（蜜和丸如梧桐子大，饮服十丸，日三服，渐加，以知为度）。

乌梅丸（蜜丸，如梧桐子大，先食饮服十丸，日三服，稍加至二十丸）。

理中丸（蜜丸如鸡子黄许大，以沸汤数合，和一丸，研碎，温服之（三九六）日三服;（三八六）日三四，夜二服）。

抵当丸（右四味，捣分四丸，以水一升，煮一丸，取七合服之）。

（四）服药时间

1. 平旦服

十枣汤。

2. 饭前服

桃核承气汤（先食温服五合）。

乌梅丸（先食饮服十丸）。

3. 昼夜服

黄芩汤（夜一服）。

黄芩加半夏生姜汤（夜一服）。

理中丸（夜二服）。

桂枝人参汤（日再夜一服）。

黄连汤（昼三夜二服）。

理中丸（日三四，夜二服）。
桂枝汤（若病重者，一日一夜服周时观之）。

（五）因病、因人、因时服

乌梅丸（稍加至二十丸）。
麻子仁丸（渐加，已知为度）。
瓜蒂散（少少加，得快吐乃止）。
桂枝汤（乃服至二三剂）。
理中丸（腹中未热，益至三四丸）。
桂枝附子去桂加白术汤（虚弱家及产妇，宜减服之）。
十枣汤（强人服一钱匕，羸人服半钱）。
白散方（强人半钱匕，羸人减之）。
麻黄连轺赤小豆汤（半日服尽）。
桂枝汤（半日许令三服尽）。
桂枝附子去桂加白术汤（半日许复服之）。

（六）不效更服

大陷胸丸（更服）。
桂枝汤（病证尤在者，更作服）。
柴胡加芒硝汤（不解更作）。
抵当汤（不下更服）。
抵当丸（若不下者更服）。

十枣汤（明日更服）。
苦酒汤（不差，更作三剂）。
白头翁汤（不愈更服一升）。

（七）获效止服

桂枝汤（若一服汗出病瘥，停后服）。
大青龙汤（一服汗者，停后服）。
瓜蒂散（得快吐，乃止）。
栀子豉汤（得吐者，止后服）。
栀子甘草豉汤（得吐者，止后服）。
栀子生姜豉汤（得吐者，止后服）。
栀子干姜汤（得吐者，止后服）。
栀子厚朴汤（得吐者，止后服）。
大承气汤（得下，余勿服）。
大陷胸汤（得快利，止后服）。
小承气汤（若更衣者，勿服之）。
牡蛎泽泻散（小便利，止后服）。
桃花汤（若一服愈，余勿服）。

（八）药后护理

1. 将息法

桂枝汤（服已须臾，啜热粥一升余，以助药力。温覆令一时许，遍身漐漐微似有汗者益佳，不可令如水流漓，病必不除……若不汗，更服依前法。又不汗，后服小促其间……禁生冷、黏滑、肉面、五辛、酒酪、臭恶等物）。

桂枝加葛根汤（余如桂枝法将息及禁忌）。

桂枝加附子汤（将息如前法）。

桂枝去芍药汤（将息如前法）。

桂枝去芍药加附子汤（将息如前法）。

桂枝麻黄各半汤（将息如上法）。

桂枝二麻黄一汤（将息如前法）。

葛根汤（余如桂枝将息法及禁忌，诸汤皆仿此）。

麻黄汤（余如桂枝法将息）。

五苓散（如法将息）。

2. 吃热粥以助药力

桂枝汤（啜热粥一升余）。

理中丸（饮热粥一升许）。

白散方（进热粥一杯）。

十枣汤（糜粥自养）。

3. 不须吃粥

麻黄汤（不须啜粥）。

桂枝加葛根汤（不须啜粥）。

4. 多饮暖水

五苓散（多饮暖水）。

5. 被覆取汗或勿揭衣被

桂枝汤（温覆令一时许）。

小柴胡汤（温覆微汗愈）。

葛根汤（覆取微似汗）。

葛根加半夏汤（覆取微似汗）。

麻黄汤（覆取微似汗）。

桂枝加厚朴杏子汤（覆取微似汗）。

枳实栀子豉汤（覆令微似汗）。

理中丸（微自温，勿发揭衣被）。

6. 补救措施

大青龙汤（汗出多者，温粉扑之）。

白散方（利过不止，进冷粥一杯）。

7. 禁忌

桂枝汤（禁生冷、黏滑、肉面、五辛、酒酪、臭恶等）。

乌梅丸（禁生冷、滑物、臭食等）。

大陷胸丸（禁如药法）。

小建中汤（呕家不可用建中汤，以甜故也）。

瓜蒂散（诸亡血、虚家，不可与瓜蒂散）。

桂枝附子去桂加白术汤（虚家及产妇宜减服之）。

（九）肠道给药

1. 灌肠

猪胆汁方（大猪胆一枚，泻汁，和少许法醋，以灌谷道内）。

2. 导便

蜜煎导方（食蜜七合，于铜器内，微火煎，当须凝如饴状……欲可丸并手捻作挺，令头锐……以内谷道中，以手急抱，欲大便时乃去之）。

九、类药物

甘草70方（次）

四两五方；三两十一方；二两四十四方；一两五方；其他五方。

方　名	用　量
甘草泻心汤	四　两
芍药甘草汤	四　两
桂枝人参汤	四　两
甘草干姜汤	四　两
炙甘草汤	四　两
桂枝汤	三　两
桂枝加附子汤	三　两
小青龙汤	三　两
麻黄附子甘草汤	三　两
半夏泻心汤	三　两
生姜泻心汤	三　两
黄连汤	三　两
旋覆代赭汤	三　两
小柴胡汤	三　两
理中丸	三　两
芍药甘草附子汤	三　两
桂枝加葛根汤	二　两
桂枝去芍药汤	二　两
桂枝去芍药加附子汤	二　两
桂枝去桂加茯苓白术汤	二　两

续表

方　名	用　量
桂枝加桂汤	二两
桂枝甘草龙骨牡蛎汤	二两
桂枝加芍药汤	二两
桂枝加大黄汤	二两
麻黄杏仁甘草石膏汤	二两
大青龙汤	二两
桂枝加厚朴杏子汤	二两
桂枝加芍药生姜人参新加汤	二两
桂枝甘草汤	二两
茯苓桂枝甘草大枣汤	二两
小建中汤	二两
桂枝去芍药加蜀漆牡蛎龙骨救逆汤	二两
柴胡桂枝干姜汤	二两
栀子甘草豉汤	二两
调胃承气汤	二两
桃核承气汤	二两
黄芩汤	二两
黄芩加半夏生姜汤	二两
厚朴生姜半夏甘草人参汤	二两
白虎汤	二两
白虎加人参汤	二两
竹叶石膏汤	二两
茯苓甘草汤	二两
四逆汤	二两
四逆加人参汤	二两
通脉四逆汤	二两
葛根汤	二两
葛根加半夏汤	二两
葛根黄芩黄连汤	二两
通脉四逆加猪胆汁汤	二两
茯苓四逆汤	二两
当归四逆加吴茱萸生姜汤	二两
甘草附子汤	二两
桂枝附子汤	二两
桂枝附子去桂加白术汤	二两
茯苓桂枝白术甘草汤	二两

续表

方　名	用　量
麻黄连轺赤小豆汤 甘草汤 桔梗汤 当归四逆汤	二　两 二　两 二　两 二　两
桂枝二麻黄一汤	一两二铢
桂枝麻黄各半汤 麻黄汤 栀子柏皮汤 柴胡加芒硝汤 柴胡桂枝汤	一　两 一　两 一　两 一　两 一　两
桂枝二越婢一汤 麻黄升麻汤	十八铢 六　铢
四逆散	十　分
半夏散及汤	等　分

桂枝 43 方（次）

六两一方；五两一方；四两七方；三两十七方；二两七方；其他十方。

方　名	用　量
乌梅丸	六　两
桂枝加桂汤	五　两
桂枝甘草汤 茯苓桂枝甘草大枣汤 甘草附子汤 桂枝附子汤 桂枝人参汤 理中丸（加减法）	四　两 四　两 四　两 四　两 四　两 四　两

续表

方　名	用　量
桂枝附子去桂加白术汤（加减法）	四 两
桂枝汤 桂枝加附子汤 桂枝去芍药汤 桂枝去芍药加附子汤 小建中汤 桂枝去芍药加蜀漆牡蛎龙骨救逆汤 桂枝加芍药汤 桂枝加大黄汤 桂枝加厚朴杏子汤 桂枝加芍药生姜各一两人参三两新加汤 柴胡桂枝干姜汤 黄连汤 当归四逆汤 当归四逆加吴茱萸生姜汤 小青龙汤 茯苓桂枝白术甘草汤 炙甘草汤	三 两 三 两 三 两 三 两 三 两 三 两 三 两 三 两 三 两 三 两 三 两 三 两 三 两 三 两 三 两 三 两 三 两
桂枝加葛根汤 桃核承气汤 茯苓甘草汤 麻黄汤 大青龙汤 葛根汤 葛根加半夏汤	二 两 二 两 二 两 二 两 二 两 二 两 二 两
桂枝二麻黄一汤	一两十七铢
桂枝麻黄各半汤	一两十六铢
柴胡桂枝汤 柴胡加龙骨牡蛎汤	一两半 一两半
桂枝甘草龙骨牡蛎汤	一 两
桂枝二越婢一汤	十八铢
五苓散	半 两
麻黄升麻汤	六 铢
四逆散（加减法）	五 分
半夏散及汤	等 分

大枣40方（次）

三十枚一方；二十五枚二方；十五枚一方；十二枚二十八方；十枚二方；六枚二方；五枚一方；四枚三方。

方　名	用　量
炙甘草汤	三十枚
当归四逆汤	二十五枚
当归四逆加吴茱萸生姜汤	二十五枚
茯苓桂枝甘草大枣汤	十五枚
桂枝汤	十二枚
桂枝加葛根汤	十二枚
桂枝加附子汤	十二枚
桂枝去芍药汤	十二枚
桂枝去芍药加附子汤	十二枚
桂枝去桂加茯苓白术汤	十二枚
桂枝加厚朴子杏子汤	十二枚
桂枝加芍药生姜各一两人参三两新加汤	十二枚
小建中汤	十二枚
桂枝去芍药加蜀漆牡蛎龙骨救逆汤	十二枚
桂枝加桂汤	十二枚
桂枝加芍药汤	十二枚
桂枝加大黄汤	十二枚
葛根汤	十二枚
葛根加半夏汤	十二枚
小柴胡汤	十二枚
大柴胡汤	十二枚
生姜泻心汤	十二枚
甘草泻心汤	十二枚
黄芩汤	十二枚
黄芩加半夏生姜汤	十二枚
黄连汤	十二枚

续表

方名	用量
旋覆代赭汤 桂枝附子汤 去桂枝加白术汤 吴茱萸汤 麻黄连轺赤小豆汤 半夏泻心汤	十二枚 十二枚 十二枚 十二枚 十二枚 十二枚
大青龙汤 十枣汤	十 枚 十 枚
柴胡加龙骨牡蛎汤 柴胡桂枝汤	六 枚 六 枚
桂枝二麻黄一汤	五 枚
桂枝麻黄各半汤 桂枝二越婢一汤 柴胡加芒硝汤	四 枚 四 枚 四 枚

生姜 39 方（次）

半斤二方；六两一方；五两三方；四两二方；三两二十一方；二两三方；一两半三方；其他四方。

方名	用量
厚朴生姜半夏甘草人参汤 当归四逆加吴茱萸生姜汤	半 斤 半 斤
吴茱萸汤	六 两
大柴胡汤 栀子生姜豉汤 旋覆代赭汤	五 两 五 两 五 两
生姜泻心汤 桂枝加芍药生姜各一两人参三两新加汤	四 两 四 两

续表

方　名	用　量
桂枝汤	三　两
桂枝加葛根汤	三　两
桂枝加附子汤	三　两
桂枝去芍药汤	三　两
桂枝去芍药加附子汤	三　两
桂枝去桂加茯苓白术汤	三　两
桂枝加厚朴杏子汤	三　两
茯苓甘草汤	三　两
小建中汤	三　两
桂枝去芍药加蜀漆牡蛎龙骨救逆汤	三　两
桂枝加桂汤	三　两
桂枝加芍药汤	三　两
大青龙汤	三　两
葛根汤	三　两
桂枝加大黄汤	三　两
小柴胡汤	三　两
真武汤	三　两
桂枝附子汤	三　两
去桂加白术汤	三　两
炙甘草汤	三　两
理中丸（加减法）	三　两
葛根加半夏汤	二　两
麻黄连轺赤小豆汤	二　两
通脉四逆汤（加减法）	二　两
柴胡加龙骨牡蛎汤	一两半
柴胡桂枝汤	一两半
黄芩加半夏生姜汤	一两半
桂枝二麻黄一汤	一两六铢
桂枝二越婢一汤	一两二铢
桂枝麻黄各半汤	一　两
柴胡加芒硝汤	一　两

芍药 33 方（次）

半斤一方；六两三方；四两二方；三两十四方；二两七方；其他六方。

方　名	用　量
麻仁丸	半　斤
小建中汤	六　两
桂枝加芍药汤	六　两
桂枝加大黄汤	六　两
桂枝加芍药生姜各一两人参三两新加汤	四　两
芍药甘草汤	四　两
桂枝汤	三　两
桂枝加附子汤	三　两
桂枝去桂加茯苓白术汤	三　两
桂枝加厚朴杏子汤	三　两
桂枝加桂汤	三　两
当归四逆汤	三　两
小青龙汤	三　两
小柴胡汤（加减法）	三　两
大柴胡汤	三　两
黄芩汤	三　两
白散方（加减法）	三　两
真武汤	三　两
附子汤	三　两
芍药甘草附子汤	三　两
桂枝加葛根汤	二　两
黄连阿胶汤	二　两
当归四逆加吴茱萸生姜汤	二　两
葛根汤	二　两
葛根加半夏汤	二　两
黄芩加半夏生姜汤	二　两
通脉四逆汤（加减法）	二　两

续表

方　名	用　量
四逆散	十 分
柴胡桂枝汤	一两半
桂枝二麻黄一汤	一两六铢
桂枝麻黄各半汤	一 两
桂枝二越婢一汤	十八铢
麻黄升麻汤	六 铢

干姜 24 方（次）

十两一方；三两九方；二两五方；一两半三方；一两五方；六铢一方。

方　名	用　量
乌梅丸	十 两
小青龙汤 半夏泻心汤 甘草泻心汤 黄连汤 干姜黄芩黄连人参汤 通脉四逆汤 通脉四逆加猪胆汁汤 理中丸 桂枝人参汤	三 两 三 两 三 两 三 两 三 两 三 两 三 两 三 两 三 两
小柴胡汤（加减法） 柴胡桂枝干姜汤 栀子干姜汤 甘草干姜汤 真武汤（加减法）	二 两 二 两 二 两 二 两 二 两
四逆汤 四逆加人参汤 茯苓四逆汤	一两半 一两半 一两半

方　名	用　量
生姜泻心汤	一　两
白通汤	一　两
白通加猪胆汁汤	一　两
桃花汤	一　两
干姜附子汤	一　两
麻黄升麻汤	六　铢

附子 23 方（次）

六两一方；一两一方；三枚二方；二枚二方；一枚十七方。

方　名	用　量
乌梅丸	六　两
麻黄附子甘草汤	一　两
桂枝附子汤	三　枚
桂枝附子去桂加白术汤	三　枚
附子汤	二　枚
甘草附子汤	二　枚
桂枝加附子汤	一　枚
桂枝去芍药加附子汤	一　枚
麻黄细辛附子汤	一　枚
附子泻心汤	一　枚
四逆汤	一　枚
四逆加人参汤	一　枚
通脉四逆汤	一　枚
通脉四逆加猪胆汁汤	一　枚
干姜附子汤	一　枚
茯苓四逆汤	一　枚
白通汤	一　枚
白通加猪胆汁汤	一　枚
四逆散（加减法）	一　枚

续表

方　名	用　量
理中丸（加减法）	一 枚
真武汤	一 枚
芍药甘草附子汤	一 枚
小青龙汤（加减法）	一 枚

人参22方（次）

六两一方；三两九方；二两七方；一两半二方；一两三方。

方　名	用　量
乌梅丸	六 两
桂枝加芍药生姜各一两人参三两新加汤	三 两
小柴胡汤	三 两
生姜泻心汤	三 两
干姜黄芩黄连人参汤	三 两
白虎加人参汤	三 两
理中丸	三 两
桂枝人参汤	三 两
吴茱萸汤	三 两
半夏泻心汤	三 两
黄连汤	二 两
旋覆代赭汤	二 两
竹叶石膏汤	二 两
四逆加人参汤	二 两
附子汤	二 两
炙甘草汤	二 两
通脉四逆汤（加减法）	二 两
柴胡加龙骨牡蛎汤	一两半
柴胡桂枝汤	一两半
柴胡加芒硝汤	一两
厚朴生姜半夏甘草人参汤	一两
茯苓四逆汤	一两

半夏18方（次）

半升十三方；二合半二方；其他三方。

方　名	用　量
小青龙汤	半　升
葛根加半夏汤	半　升
小柴胡汤	半　升
大柴胡汤	半　升
小陷胸汤	半　升
半夏泻心汤	半　升
生姜泻心汤	半　升
甘草泻心汤	半　升
黄芩加半夏生姜汤	半　升
黄连汤	半　升
旋覆代赭汤	半　升
厚朴生姜半夏甘草人参汤	半　升
竹叶石膏汤	半　升
柴胡加龙骨牡蛎汤	二合半
柴胡桂枝汤	二合半
柴胡加芒硝汤	二十铢
苦酒汤	十四枚
半夏散及汤	等　分

黄芩16方（次）

三两十方；二两一方；一两半二方；一两二方；十八铢一方。

方　名	用　量
葛根黄芩黄连汤	三 两
小柴胡汤	三 两
大柴胡汤	三 两
柴胡桂枝干姜汤	三 两
半夏泻心汤	三 两
生姜泻心汤	三 两
甘草泻心汤	三 两
黄芩汤	三 两
黄芩加半夏生姜汤	三 两
干姜黄芩黄连人参汤	三 两
黄连阿胶汤	二 两
柴胡加龙骨牡蛎汤	一两半
柴胡桂枝汤	一两半
柴胡加芒硝汤	一 两
附子泻心汤	一 两
麻黄升麻汤	十八铢

茯苓 15 方（次）

半斤一方；四两四方；三两三方；二两二方；其他五方。

方　名	用　量
茯苓桂枝甘草大枣汤	半 斤
小柴胡汤（加减法）	四 两
茯苓四逆汤	四 两
茯苓桂枝白术甘草汤	四 两
小青龙汤（加减法）	四 两
桂枝去桂加茯苓白术汤	三 两
真武汤	三 两
附子汤	三 两
茯苓甘草汤	二 两
理中丸（加减法）	二 两

续表

方　名	用　量
柴胡加龙骨牡蛎汤	一两半
四逆散（加减法）	五 分
猪苓汤	一 两
五苓散	十八铢
麻黄升麻汤	六 铢

麻黄 14 方（次）

六两一方；四两一方；三两四方；二两五方；其他三方。

方　名	用　量
大青龙汤	六 两
麻黄杏仁甘草石膏汤	四 两
葛根汤 葛根加半夏汤 桂枝加葛根汤 小青龙汤	三 两 三 两 三 两 三 两
麻黄汤 麻黄细辛附子汤 麻黄附子甘草汤 麻黄连轺赤小豆汤 麻黄升麻汤	二 两 二 两 二 两 二 两 二 两
桂枝麻黄各半汤	一 两
桂枝二麻黄一汤	十六铢
桂枝二越婢一汤	十八铢

大黄 14 方（次）

一斤一方；半斤一方；六两一方；四两四方；三两二方；二

两五方。

方　名	用　量
麻子仁丸	一 斤
大陷胸丸	半 斤
大陷胸汤	六 两
大承气汤 小承气汤 调胃承气汤 桃核承气汤	四 两 四 两 四 两 四 两
抵当汤 抵当丸	三 两 三 两
桂枝加大黄汤 大柴胡汤 大黄黄连泻心汤 附子泻心汤 茵陈蒿汤	二 两 二 两 二 两 二 两 二 两

黄连12方（次）

十六两一方；四两一方；三两四方；一两六方。

方　名	用　量
乌梅丸	十六两
黄连阿胶汤	四 两
葛根黄芩黄连汤 黄连汤 干姜黄芩黄连人参汤 白头翁汤	三 两 三 两 三 两 三 两
小陷胸汤 半夏泻心汤 大黄黄连泻心汤 附子泻心汤 生姜泻心汤 甘草泻心汤	一 两 一 两 一 两 一 两 一 两 一 两

白术10方（次）

四两二方；三两三方；二两三方；十八铢一方；六铢一方。

方　名	用　量
附子汤 去桂加白术汤	四　两 四　两
桂枝去桂加茯苓白术汤 理中丸 桂枝人参汤	三　两 三　两 三　两
甘草附子汤 真武汤 茯苓桂枝白术甘草汤	二　两 二　两 二　两
五苓散	十八铢
麻黄升麻汤	六　铢

杏仁10方（次）

一升一方；半升二方；七十个一方；五十个二方；四十个二方；其他二方。

方　名	用　量
麻子仁丸	一　升
小青龙汤（加减法） 大陷胸丸	半　升 半　升
麻黄汤	七十个
桂枝加厚朴杏子汤 麻黄杏仁甘草石膏汤	五十个 五十个
大青龙汤 麻黄连轺赤小豆汤	四十枚 四十个
桂枝麻黄各半汤	廿四枚
桂枝二麻黄一汤	十六个

栀子8方（次）

十五个一方；十四个五方；十四枚二方。

方　名	用　量
栀子柏皮汤	十五个
栀子豉汤	十四个
栀子甘草豉汤	十四个
栀子生姜豉汤	十四个
栀子厚朴汤	十四个
栀子干姜汤	十四个
枳实栀子汤	十四枚
茵陈蒿汤	十四枚

柴胡7方（次）

半斤三方；四两二方；其他二方。

方　名	用　量
小柴胡汤	半　斤
大柴胡汤	半　斤
柴胡桂枝干姜汤	半　斤
柴胡加龙骨牡蛎汤	四　两
柴胡桂枝汤	四　两
柴胡加芒硝汤	二两十六
四逆散	等　分

石膏7方（次）

一斤三方；其他四方。

方　名	用　量
白虎加人参汤 白虎汤 竹叶石膏汤	一 斤 一 斤 一 斤
桂枝二越婢一汤	廿四铢
麻黄杏仁甘草石膏汤	半 斤
大青龙汤	鸡子大
麻黄升麻汤	六 铢

枳实7方（次）

半斤一方；十分一方；五枚一方；四枚二方；三枚二方。

方　名	用　量
麻子仁丸	半 斤
四逆散	十 分
大承气汤	五 枚
大柴胡汤 栀子厚朴汤	四 枚 四 枚
枳实栀子汤 小承气汤	三 枚 三 枚

细辛6方（次）

六两一方；三两三方；二两一方；一两一方。

方　名	用　量
乌梅丸	六 两
小青龙汤 当归四逆汤 当归四逆加吴茱萸生姜汤	三 两 三 两 三 两
麻黄细辛附子汤	二 两
真武汤（加减法）	一 两

芒硝 6 方（次）

一升一方；半升二方；三合一方；二两二方。

方　名	用　量
大陷胸汤	一 升
调胃承气汤 大陷胸丸	半 升 半 升
大承气汤	三 合
柴胡加芒硝汤 桃核承气汤	二 两 二 两

牡蛎 6 方（次）

五两一方；四两一方；二两二方；一两半一方；其他一方。

方　名	用　量
桂枝去芍药加蜀漆牡蛎龙骨救逆汤	五 两
小柴胡汤（加减法）	四 两
桂枝甘草龙骨牡蛎汤 柴胡桂枝干姜汤	二 两 二 两
柴胡加龙骨牡蛎汤	一两半
牡蛎泽泻散	等 分

厚朴6方（次）

半斤二方；四两一方；一尺一方；二两二方。

方　名	用　量
大承气汤 厚朴生姜半夏甘草人参汤	半 斤 半 斤
栀子厚朴汤	四 两
麻子仁丸	一 尺
桂枝加厚朴杏子汤 小承气汤	二 两 二 两

蜜6方（次）

一升一方；七合一方；二合一方；其他三方。

方　名	用　量
猪肤汤	一 升
蜜煎导方	七 合
大陷胸丸	二 合
乌梅丸 理中丸 麻子仁丸	（不详） （不详） （不详）

香豉5方（次）

一升一方；四合二方；二合一方；一合一方。

方　名	用　量
枳实栀子豉汤	一 升
栀子豉汤 栀子生姜豉汤	四 合 四 合
栀子甘草豉汤	二 合
瓜蒂散	一 合

当归 4 方（次）

四两一方；三两二方；一两一方。

方　名	用　量
乌梅丸	四 两
当归四逆汤 当归四逆加吴茱萸生姜汤	三 两 三 两
麻黄升麻汤	一 两

葛根 4 方（次）

半斤一方；四两三方。

方　名	用　量
葛根黄芩黄连汤	半 斤
桂枝加葛根汤 葛根汤 葛根加半夏汤	四 两 四 两 四 两

粳米4方（次）

一升一方；六合二方；半升一方。

方名	用量
桃花汤	一升
白虎汤 白虎加人参汤	六合 六合
竹叶石膏汤	半升

栝楼根4方（次）

四两二方；三两一方；其他一方。

方名	用量
小柴胡汤（加减法） 柴胡桂枝干姜汤	四两 四两
小青龙汤（加减法）	三两
牡蛎泽泻散	等分

泽泻3方（次）

方名	用量
五苓散	一两六铢
猪苓汤	一两
牡蛎泽泻散	等分

龙骨3次（方）

方　名	用　量
桂枝去芍药加蜀漆牡蛎龙骨救逆汤	四 两
桂枝甘草龙骨牡蛎汤	二 两
柴胡加龙骨牡蛎汤	一两半

阿胶3方（次）

方　名	用　量
黄连阿胶汤	三 两
炙甘草汤	二 两
猪苓汤	一 两

桃仁3方（次）

方　名	用　量
桃核承气汤	五十个
抵当丸	二十五个
抵当丸	二十个

甘遂3方（次）

方　名	用　量
大陷胸汤 大陷胸丸	一钱匕 一钱匕
十枣汤	等　分

知母3方（次）

方　名	用　量
白虎汤 白虎加人参汤	六　两 六　两
麻黄升麻汤	十八铢

黄柏3方（次）

方　名	用　量
乌梅丸	六　两
白头翁汤	三　两
栀子柏皮汤	二　两

五味子3方（次）

方　名	用　量
小青龙汤 小柴胡汤（加减法）	半　升 半　升
四逆散（加减法）	五　分

桔梗3方（次）

方　名	用　量
桔梗汤 通脉四逆汤（加减法）	一　两 一　两
三物小白散	三　分

葱白3方（次）

方　名	用　量
通脉四逆汤（加减法）	九　茎
白通汤 白通加猪胆汁汤	四　茎 四　茎

猪苓2方（次）

方　名	用　量
猎苓汤	一 两
五苓散	十八铢

通草2方（次）

方　名	用　量
当归四逆汤	二 两
当归四逆加吴茱萸生姜汤	二 两

蜀漆2方（次）

方　名	用　量
桂枝去芍药加蜀漆牡蛎龙骨救逆汤	三 两
牡蛎泽泻散	等 分

吴茱萸2方（次）

方　名	用　量
当归四逆加吴茱萸生姜汤	二 升
吴茱萸汤	一 升

虻虫2方（次）

方　名	用　量
抵当汤	三十个
抵当丸	二十个

水蛭2方（次）

方　名	用　量
抵当汤	三十个
抵当丸	二十个

赤小豆2方（次）

方　名	用　量
麻黄连轺赤小豆汤	一 升
瓜蒂散	一 分

麦门冬2方（次）

方　名	用　量
炙甘草汤	半 升
竹叶石膏汤	一 升

赤石脂 2 方（次）

方　名	用　量
赤石脂禹余粮汤	一 斤
桃花汤	一 斤

苦酒 2 方（次）

方　名	用　量
苦酒汤	（不详）
乌梅丸	（不详）

栝楼实 2 方（次）

方　名	用　量
小陷胸汤	一 枚
小柴胡汤（加减法）	一 枚

麻子仁 2 方（次）

方　名	用　量
麻子仁丸	二 升
炙甘草汤	半 升

葶苈2方（次）

方　名	用　量
牡蛎泽泻散	等 分
大陷胸丸	半 升

猪胆汁2方（次）

方　名	用　量
白通加猪胆汁汤	一 合
通脉四逆加猪胆汁汤	半 合

清酒2方（次）

方　名	用　量
炙甘草汤	七 升
当归四逆加吴茱萸生姜汤	六 升

1方（次）的药物分量表

药　名	方　名	用　量
生地黄	炙甘草汤	一 斤
禹余粮	赤石脂禹余粮汤	一 斤
猪　肤	猪肤汤	一 斤
茵　陈	茵陈蒿汤	六 两

续表

药　名	方　名	用　量
文　蛤	文蛤散	五　两
蜀　椒	乌梅丸	四　两
秦　皮 旋覆花	白头翁汤 旋覆代赭汤	三　两 三　两
连　轺 白头翁	麻黄连轺赤小豆汤 白头翁汤	二　两 二　两
铅　丹	柴胡加龙骨牡蛎汤	一两半
升　麻	麻黄升麻汤	一两一分
代赭石 滑　石	旋覆代赭汤 猪苓汤	一　两 一　两
萎　蕤	麻黄升麻汤	十八铢
天　冬	麻黄升麻汤	六　铢
贝　母	三物小白散	三　分
瓜　蒂 巴　豆	瓜蒂散 三物小白散	一　分 一　分
大　戟 芫　花 商　陆 海　藻	十枣汤 十枣汤 牡蛎泽泻散 牡蛎泽泻散	等　分 等　分 等　分 等　分
甘澜水 潦　水	茯苓桂枝甘草大枣汤 麻黄连轺赤小豆汤	一　斗 一　斗
薤　白	四逆散（加减法）	三　升
胶　饴 梓白皮	小建中汤 麻黄连轺赤小豆汤	一　升 一　升
人　尿 白　粉	白通加猪胆汁汤 猪肤汤	五　合 五　合
乌　梅	乌梅丸	三百枚
鸡子黄	黄连阿胶汤	二　枚
鸡子白	苦酒汤	一　枚
竹　叶	竹叶石膏汤	二　把
荛　花	小青龙汤方后注	如一鸡子
裈裆灰	烧裈散	（不详）

附：古今剂量折算表

汉代剂量	合16两制	折合公制
一 两	一 钱	3克
一 升	六钱至一两	18～30克
一方寸匕	二钱至三钱	6～9克
一钱匕	五分至六分	1.5～1.8克

按：剂量标准，古今不一。汉时六铢为一分，四分为一两；二十四铢为一两。